彭暾

临证经验

辑要

PENGTUN
LINZHENG JINGYAN JIYAO

主　编／彭　暾　杨　中

副主编／周　荣　殷健操　蒋庭德　吕彩虹
　　　　刘　刚　李娅迪　樊聪俐　吴丽蓉

编　委／魏　铮　江　澄　刘俊梅　马　静
　　　　梁丽珠　何　霞　潘瑞东　周建龙

四川大学出版社
SICHUAN UNIVERSITY PRESS

项目策划：龚娇梅
责任编辑：龚娇梅
责任校对：张　澄
封面设计：墨创文化
责任印制：王　炜

图书在版编目（CIP）数据

彭暾临证经验辑要 / 彭暾，杨中主编．— 成都：
四川大学出版社，2021.10
　ISBN 978-7-5690-5118-6

　Ⅰ．①彭…　Ⅱ．①彭…　②杨…　Ⅲ．①中医临床－经
验－中国－现代　Ⅳ．① R249.7

中国版本图书馆 CIP 数据核字（2021）第 214465 号

书名　　彭暾临证经验辑要

主　　编　彭　暾　杨　中
出　　版　四川大学出版社
地　　址　成都市一环路南一段 24 号（610065）
发　　行　四川大学出版社
书　　号　ISBN 978-7-5690-5118-6
印前制作　四川胜翔数码印务设计有限公司
印　　刷　成都市新都华兴印务有限公司
成品尺寸　170mm×240mm
插　　页　2
印　　张　12.25
字　　数　221 千字
版　　次　2021 年 11 月第 1 版
印　　次　2021 年 11 月第 1 次印刷
定　　价　42.00 元

版权所有 ◆ 侵权必究

四川大学出版社
微信公众号

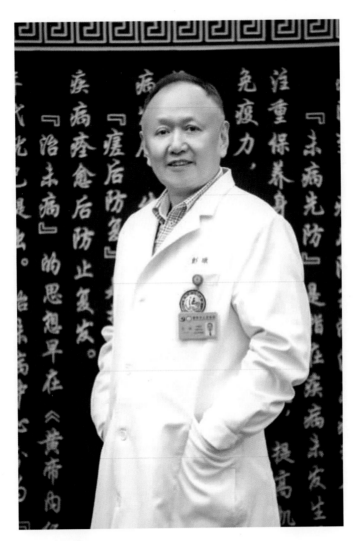

全国名老中医药专家传承工作室指导专家　彭暾

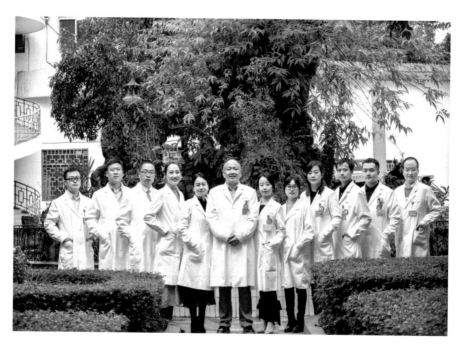

彭暾全国名老中医药专家传承工作室全体成员

前　言

　　彭暾主任医师长期从事中医临床工作，为第五批全国老中医药专家学术经验继承指导老师，彭暾全国名老中医药专家传承工作室指导专家，享受国务院政府特殊津贴。同时也是四川省名老中医学术继承指导老师，首届"四川省名中医"，"四川好人"，德阳市"首届十大名中医"、首届德阳市道德模范，德阳市人民医院首届学科带头人。本书的出版旨在更好地传承和发扬彭师的临床经验和学术思想。

　　本书在编写上分为绪论、医案选编、论文精选三部分。

　　绪论部分为学术渊源和学术思想。学术渊源简单介绍了彭师的师承流派、成长经历，阐述了彭师"尊仲景，重辨证，寒温并用；外感多用汗，内伤多益气养阴活血；主张中西互补"等学术思想。

　　彭师长期在中医门诊工作，除应诊常见病、多发病外，在治疗疑难杂症上也积累了丰富的经验，在支气管哮喘、慢性支气管炎、各种肾炎、乙型病毒性肝炎、免疫性不孕不育、肿瘤等病的诊治方面具有独特的见解和方法。本书医案选编部分汇集了能充分体现彭师独特辨证思路和用药特色的临床案例，并对这些案例进行简单分析，以供中医同仁共参。

　　彭师一生，酷爱中医，勤于钻研。在繁忙临证之余精研中医经典，博览历代医家著作，汲取现代科学之精要，将中医经典和现代医学融会贯通。彭师善于观察，勤于总结，从医五十多年来撰写论文百余篇。为更好地体现彭师宝贵的临床经验，本书论文精选部分特别收录了彭师早年发表的记载其治疗疑难重症的精彩文章。这些文章能让读者真正领略到彭师运用中医经典理论治疗临床疑难杂症的高深造诣，同时体会到中医辨证论治在临床运用中的无穷奥妙。

　　"观于海者难为水，游于圣人之门者难为言"，彭师临证多年，临床经验之丰富，辨证用药之精妙，绝非是本书能充分展示的。

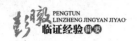

本书的出版，首先要感谢国家振兴发展中医的政策，感谢国家中医药管理局对彭暾全国名老中医药专家传承工作室的大力支持和帮助，还要感谢四川省中医药管理局、德阳市卫生健康委员会、德阳市人民医院对本传承工作室在人力、物力、财力等方面长期给予的大力支持。

本书的出版，尤其要感谢彭师，他在培养学术继承人期间，投入了大量的精力，向学生无私传授他数十年苦心积累的临床经验。彭师在忙于繁重的临床工作的同时，还承担工作室的指导工作，但他无怨无悔，从不懈怠。为了中医事业的振兴发展，他笔耕不辍，他对中医事业的热爱，让学生们感动不已。

本书的出版，还离不开彭暾全国名老中医药专家传承工作室全体成员的辛勤付出、德阳市人民医院中医科全体同仁的无私帮助，以及一起在彭师门下跟师学习的同门师兄、师弟们的大力协助，在此一致表示最衷心的感谢！

彭暾全国名老中医药专家传承工作室

2021 年 10 月

目　录

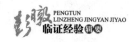

第三篇 论文精选

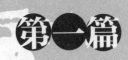

第一篇

绪　论

学术渊源

彭暾老师的成长和家庭环境有密切的关系。彭暾老师的父亲是早年毕业于四川医学院（现四川大学华西医学中心）的医科博士，曾担任德阳县人民医院（德阳市人民医院前身）院长，有着丰富的西医临床工作经验，这与彭暾老师在后来的临床工作中能够中西医贯通有较大的关系。彭暾老师的兄长是德阳市名中医，曾担任德阳市旌阳区中医院院长，现在还坚持每天坐诊，也常常一号难求。彭暾老师到德阳县人民医院中医科工作后，师从当时的德阳市名中医唐良佐老先生。唐良佐老先生是一方名医，培养出了多名德阳名中医。他主张中医应立足经典，博采众长，不拘于一家一派，从而创新形成自己的独特风格。他提出的敛养脾阴治疗久泻的方法至今在临床仍被广泛运用。彭暾老师很好地继承了唐老的这一治疗思想，并在临床更好地运用了这一方法。

彭暾老师后来又到成都中医学院（现成都中医药大学）继续深造。期间彭暾老师先后受教于李克光、李明富、陈治恒、陈潮祖、刘敏如等著名医家，这些经历对彭暾老师学术思想的形成产生了很大的影响。

彭暾老师多年来认真学习研究《黄帝内经》《伤寒杂病论》，以及金元四大家、温病学派等历代中医各家学说，并将各学说融会贯通。

彭暾老师非常注重张仲景的辨证思想，《伤寒论》提出的"观其脉证，知犯何逆，随证治之"是辨证论治的总原则，其中的六经辨证为临床辨证论治奠定了基础。而《黄帝内经》中因人、因地、因时的观念也为辨证论治提供了依据。

金元四大家的学术思想是中医理论的重要组成部分。后世医家把金元四大家分成四大学派。彭暾老师认为，掌握了辨证论治的总原则后就不应该拘泥于自身属于哪一派，应把四大家的学术思想融合在一起，不能分隔开。彭暾老师的学术思想中"给邪气留出路""不从汗解，便从便解"的思想就是在辨证的

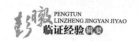
基础上吸取了张从正的攻邪思想，其在治疗外感病时常合用汗法和下法，取得了较好的疗效。而李东垣补益脾胃的思想和朱丹溪滋阴的思想在治疗内伤杂病时是互相统一的。基于此，彭暾老师认为治疗内伤病时应重视补益先天之本和后天之本，在补益脾胃的同时，还应该配合滋阴，特别是滋补肾阴。

《黄帝内经》中"病之所凑，其气必虚"到后世发展为"久病必虚"的思想。彭暾老师的学术思想根据"久病必虚"提出了"久病必益气"的治疗理念，在治疗慢性病时把补益正气贯穿整个治疗过程。

继承清代医家叶天士"久病入络"的思想，是彭暾老师学术思想中比较明显的特点。无论是治疗久治不愈的慢性咳嗽，还是反复发作的慢性胃炎，以及慢性肾病，彭暾老师都比较注重活血化瘀法的运用。同时，彭暾老师还继承了唐良佐老先生不拘一格、勇于创新的风格，不断吸收现代医学的科学理念，从而形成了中西医结合治疗疾病的学术思想。

综上所述，彭暾老师的学术思想主要来自经典理论中的辨证思想，同时融合了金元四大家攻邪、补土和滋阴，以及清代叶天士"久病必瘀"的思想，在继承唐良佐老先生不拘泥于一家一派的思想后，最终形成了自己独特的独重辨证、博采众长、中西结合的治疗思想。

学术思想

（一）尊仲景，重辨证，寒温并用

彭暾老师对《黄帝内经》《伤寒论》《金匮要略》，金元四大家及温病诸家的经典学说均有较深的研究，并在此基础上融合各家所长形成了自己独特的学术思想。彭暾老师认为，对经典的学习应该抓住中医的核心——辨证论治。因此彭老师所提出的"尊仲景"的含义是继承仲景辨证论治的精髓，只有把辨证论治掌握了才能谈对其他经典的学习。彭暾老师经常强调，我们不能只会背诵《伤寒论》的条文而不会辨证论治。针对目前伤寒派和温病派的争论，彭暾老师提出了在辨证论治基础上寒温并用的思想，并在此思想指导下拟定出治疗小儿高热的"高热灵"，其处方体现了伤寒、温病二者的有机融合。方中柴胡、麻黄、桂枝为伤寒派常用的辛温解表要药，而金银花、连翘为温病派辛凉解表、清热解毒之常用药物。彭暾老师认为，小儿高热，病起急骤，多风寒与风热混杂。临证用药如单用辛温，则汗出阴伤，汗后热复，单用辛凉，又会致汗出不透，表邪遏伏。"高热灵"由银翘散和大青龙汤加减化裁而来，在组方用药上温凉并用，使伏邪透达，热势清解，既可以阻止寒热的互相转化又无留邪助热之弊，体现了"体若燔炭，汗出而散"的治法。彭暾老师的处方中既有辛温药又有辛凉药，临证时可根据患者病证寒热辨证调整辛温药与辛凉药比例，进一步体现了辨证论治在临床中的应用。正如彭老师常说的"法无定法，方无定方，不执着于一方"。

（二）外感多用汗、下

"要给外邪以出路"，"不从汗解，便从便解"是彭暾老师对金元四大家之一张从正"攻邪"法在临床的灵活运用。他认为外感邪气侵袭人体，束于体

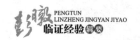
表，应该尽早将邪气驱除体外，否则邪气久居于人体之表，一方面损耗人体的正气，或伤阳气或耗阴精；另一方面病机容易发生变化，或者病邪入里深入脏腑，严重者化热生风，直接逆传心包，引起神昏惊厥等危证。彭暾老师主张治疗外感病应当机立断，速战速决，否则遗患无穷。中医治外邪的方法是给外邪以出路，即通过一定的途径把外邪引出人体，而不是用西医的观点把外邪消灭在体内。而这种给邪以出路的方法就是发汗法和通便法——通过发汗使邪从表解；通过通便法使邪从便解。彭暾老师治疗外感病用解表药味数稍多，但见效即止，并注重后期调养，防止解表太过而伤正气。而且，只要患者没有腹泻症状就配伍泻下通便药如酒大黄等，因为肺与大肠相表里，肺主表，可通过泻大肠之实而解肺之表邪。

（三）内伤多益气、活血、养阴

"久病多虚""久病多瘀""久病伤阴"是彭暾老师对内伤久病病机的认识。邪之所凑，其气必虚。人生病，多与本身正气不足有关，而久病又易伤气耗阴。彭暾老师在治疗内伤疾病时非常注重补益人体正气。这一学术思想是对李东垣重视脾胃调理的"补土法"的灵活运用。通过补益脾胃，强壮气血生化之源，从而增强人体的正气。

彭暾老师治疗内伤久病提倡清代名医叶天士所提出的"久病入络"观念，认为病久则气机容易不畅，气滞则血瘀。因此彭暾老师在治疗一些难治的慢性疾病时，除使用益气之品外，还常加入活血类药物，并对清末医家王清任的活血化瘀类方进行灵活应用，用血府逐瘀汤治疗慢性前列腺炎，用补阳还五汤治疗过敏性紫癜肾炎、症状性精神病、慢性肾小球肾炎等许多疑难杂症，取得了明显的疗效。

彭暾老师"久病伤阴"的学术思想源于金元四大家之一朱丹溪的"阳常有余，阴常不足"学说。彭暾老师认为，大多数慢性病的后期都会有"阴常不足"，一些慢性病在耗气的同时也会耗伤人体的真阴。在治疗时，彭暾老师主张通过补肾阴来达到滋阴的目的，常用方剂如六味地黄丸及其系列加减方，用于治疗慢性咳嗽或胃阴亏虚型慢性胃炎取得了明显的疗效。

内伤杂病后期，病情较为复杂，病机中常可见到气虚、阴虚、瘀血互为因果，夹杂存在。彭暾老师在治疗上提出益气、养阴、活血法三者同时运用，又根据临床辨证的情况灵活加减，不拘于任何一方一法。常用处方有香砂六君子汤、补阳还五汤、参芪地黄汤等。

（四）中西互补，坚持中药用药途径多样化

彭暾老师有丰富的中医药知识积累，为更好地提高临床疗效，其不局限于使用中医药治疗疾病。数十年来，除应对繁忙的诊疗工作外，坚持每天安排时间学习新的知识，这些知识除了传统的中医知识，还包括现代医学知识。彭老师认为，中医和西医二者虽然在基本理论上有区别，但最终目的都是减轻患者的痛苦。学中医要善于借鉴西医的长处，西医知识只要运用好也会提高中医的临床疗效。彭老师在治疗咳嗽变异性哮喘时，就从现代医学入手认识到患者有支气管痉挛的病理因素存在，治疗时于处方中加入石菖蒲。现代药理研究发现石菖蒲含有能缓解气管痉挛的活性物质。彭老师对现代医学知识的运用相当熟练，在治疗某些疾病时常常中药和西药同时运用，如在治疗小儿咳嗽急性发作时，在中药处方的基础上配合少量抗生素如阿奇霉素等；在治疗围绝经期综合征时常配合盐酸多塞平等抗抑郁药。彭老师认为，只要是能够提高临床疗效的方法都应去合理尝试，关键是要在掌握中医辨证论治的基础上使用。

彭老师除了善于对古方的灵活运用，中西医结合治疗疾病，运用中药的途径也灵活多样。早在多年前，彭老师就和德阳市人民医院药剂科共同研制出治疗小儿腹泻的秋泻停合剂，并运用于临床小儿腹泻的治疗，取得了明显疗效。彭老师在中药外用方面也有丰富的经验，他曾使用芥麻散贴敷治疗小儿喉中痰鸣，大黄外用治疗鼻出血，使用硝黄苦梅煎外涂治疗婴儿湿疹。

【参考文献】

[1] 单书健，陈子华. 古今名医临证金鉴：腹泻痢疾卷 ［M］. 北京：中国中医药出版社，1999.

[2] 彭暾. 唐良佐运用敛养脾阴法治疗久泻经验 ［J］. 新中医，1988，(5)：10-11.

[3] 彭暾. 高热灵治疗小儿高热证 340 例 ［J］. 辽宁中医杂志，1989，(10)：38-39.

第二篇

医案选编

第一章　肺系疾病

一、润肺补肾法治疗肾虚燥咳

【诊疗概要】

段某某，女，45岁。

初诊（2020年1月23日）：患者因反复咳嗽一月求诊。患者一月前因感冒出现干咳，自觉咽部有痰，痰黏稠难咳。伴有口干，咽痛，喜饮水，饮水后咽干稍缓解。饮食尚可，大便干结，小便次数较多，但量少。舌质红，苔少，脉细数。患者近一年来，时常感觉腰部酸痛，耳鸣。

【诊疗思路】

考虑患者为肾气不固，同时伴有燥邪伤肺。治疗予以杏苏散加减，急则治其标。

【处方】

鱼腥草 30g	射干 25g	薤白 12g	黄芩 12g
五味子 12g	矮地茶 30g	苦杏仁 20g	法半夏 12g
陈皮 12g	前胡 20g	桔梗 12g	枳壳 12g
甘草 6g	麻黄绒 8g	金荞麦 3袋（兑服）	

用法：水煎服，每日3次，饭后温服，两日1剂，共2剂。

医嘱：忌辛辣油腻。

二诊（2020年1月27日）：患者自述服用上方后，干咳症状明显缓解，偶有干咳。咽部不适感、痰黏稠难咳症状也大部分缓解。大便干、小便次数多的症状无变化。腰部酸痛未缓解。

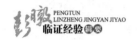

考虑患者肺部燥邪已大部被除，但仍有少量痰液存在，此时治疗应兼顾补肾收纳。

【处方】

鱼腥草 30g	射干 25g	薤白 12g	黄芩 12g
五味子 12g	补骨脂 30g	苦杏仁 20g	法半夏 12g
陈皮 12g	前胡 20g	桔梗 12g	山药 30g
甘草 6g	杜仲 25g	金荞麦 3 袋（兑服）	

用法：水煎服，每日 3 次，饭后温服，两日 1 剂，共 4 剂。

医嘱：忌辛辣油腻。

三诊（2020 年 2 月 5 日）：患者服用上方后干咳已基本消失，咽部已经没有痰感，但仍有口干。腰部酸痛明显缓解，小便次数也有所减少，尿量无明显变化。继续予以补肾润肺治疗。

【处方】

山茱萸 12g	熟地 12g	玄参 25g	桔梗 15g
苦杏仁 20g	法半夏 12g	陈皮 12g	沙参 12g
茯苓 12g	牡丹皮 15g	泽泻 15g	补骨脂 30g
桑寄生 30g	怀牛膝 30g	益智仁 30g。	

用法：水煎服，每日 3 次，饭后温服，两日 1 剂，共 4 剂。

四诊（2020 年 2 月 13 日）：患者服用上方后，干咳症状不再出现，口干症状也基本消失，腰部疼痛已经大部分缓解，小便次数基本恢复正常。治疗予以补肾强骨。

【处方】

山茱萸 12g	熟地 12g	山药 30g	牡丹皮 12g
泽泻 12g	五味子 12g	骨碎补 30g	枸杞子 30g
仙鹤草 30g	益智仁 30g	杜仲 25g	续断 30g
淫羊藿 30g			

用法：水煎服，每日 3 次，饭后温服，两日 1 剂，共 5 剂。

五诊（2020 年 2 月 23 日）：患者服用本方后腰部酸痛症状已基本痊愈，小便次数也基本正常。建议患者可以停止中药治疗。

【经验总结】

本案患者为肾虚合并肺燥的证型。患者求诊主要是治疗咳嗽，但在其所述的伴随症状中有典型的肾虚不能固涩的症状。中医治疗原则中强调表证和里证同时存在时应先治疗表证，若里证较严重时则应先治里证。本案的患者表证和里证的表现同样突出，腰痛和小便次数增加症状也比较明显。治疗时考虑到患者表证的存在，若忽视表有燥邪袭肺，单纯地补肾收敛，则容易导致表邪入里，出现"闭门留寇"。在治疗外感燥邪时选用了方剂杏苏散。杏苏散出自吴鞠通所著《温病条辨》，该书《上焦篇·补秋燥胜气论》第二条指出："燥伤本脏，头微痛，恶寒，咳嗽痰稀，鼻塞、嗌塞、脉弦、无汗，杏苏散主之""若伤燥凉之咳，治以苦温，佐以甘辛，正为合拍。"苦杏仁苦、微温而润，降肺气而止咳祛痰；紫苏叶辛温，使凉燥从表而解，与苦杏仁共为本方君药；前胡苦、辛、微寒，疏风降气，化痰止咳；桔梗、枳壳均为苦、辛之品，桔梗升宣，枳壳下气，一升一降，气顺津布，助苦杏仁宣肺止咳；半夏辛温，茯苓甘淡，陈皮辛、苦、温，三者理气化痰。诸药合用，可收轻宣凉燥、宣肺化痰之功。杏苏散证的病因病机是，虽然机体受秋燥的影响，津液受到部分损伤，但主要是因为阳气不能温煦、推动津液正常输布，因凉而干。在治疗上，若单纯应用滋润之品，乃为治其标而非治其本。此时的治疗，应当投以辛温之剂，辛合肺性，温可抵凉，辅助阳气恢复其推动、温煦作用，使津液的输布渐趋正常，则燥证自可缓解。后期治疗的方剂以六味地黄丸为基础方进行加减。本案患者除了肾虚的典型症状腰部酸痛外，另一个典型症状是小便次数较多，但每次量较少。肾主封藏，肾气充足则开合有度，尿液排泄正常。肾气不固则封藏失司，出现小便次数增多。本案中患者治疗时除了运用补益肾气之品外还应该增加收敛固涩的药物，如益智仁就是用于治疗小便频数的经验药物。本案的关键是如何处理主要症状和次要症状的关系。

二、培土生金法治疗慢性胃炎并发干咳

【诊疗概要】

赵某某，女，63岁。

初诊（2019年1月23日）：患者因咽痒、反复干咳一周求诊。患者一周前因感冒出现干咳、咽痒，咽部自觉有痰，痰黏稠难咳。伴有口干，胃脘疼痛，喜饮水，饮水后咽干稍缓解。稍食则胃脘部胀满疼痛不适，大便干结，小

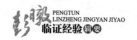
便次数较多。舌质红苔少，脉细数。患者近一年来，时常感觉胃脘胀痛。

【诊疗思路】

考虑患者为湿热蕴脾，同时伴有燥邪伤肺。治疗予以感冒 6 号加减辅以健脾除湿。

【处方】

金沸草 15g	玄参 25g	柴胡 12g	白芍 12g
枳壳 12g	麻黄绒 6g	黄芩 20g	五味子 12g
蒲公英 30g	沙参 25g	麦冬 20g	苦杏仁 20g
款冬花 12g	甘草 6g		

用法：水煎服，每日 3 次，饭后温服，两日 1 剂，共 2 剂。

医嘱：忌生冷辛辣油腻。

二诊（2019 年 1 月 27 日）：患者自述服用上方后，干咳及咽部不适症状已明显改善。咽部痰黏稠难咳的症状也大部分缓解。二便情况未见好转，胃脘胀痛仍作。考虑患者肺部燥邪大部分已被祛除，脾胃湿热阻滞中焦气滞较明显。于前方去麻黄绒，加木香行气。

【处方】

金沸草 15g	玄参 25g	柴胡 12g	白芍 12g
枳壳 12g	木香 12g	黄芩 20g	五味子 12g
蒲公英 30g	砂仁 25g	麦冬 20g	苦杏仁 20g
款冬花 12g	甘草 6g		

用法：水煎服，每日 3 次，饭后温服，两日 1 剂，共 2 剂。

医嘱：忌辛辣油腻饮食。

三诊（2019 年 2 月 2 日）：患者服用上方后干咳已基本消失，咽部已无痰，仍口干。胃脘胀痛较前有明显缓解。继续予以健脾除湿润肺治疗。

【处方】

槟榔 20g	玄参 25g	柴胡 12g	白芍 12g
枳壳 12g	木香 12g	黄芩 20g	五味子 12g
蒲公英 30g	砂仁 25g	麦冬 20g	薏苡仁 30g
白豆蔻 12g	甘草 6g		

用法：水煎服，每日 3 次，饭后温服，两日 1 剂，共 5 剂。

四诊（2019 年 2 月 13 日）：患者服用上方后，干咳症状已愈，口干症状基本消失，胃脘胀痛虽有减轻但时有出现。考虑患者肺部症状已缓解，治疗重点应在脾胃。建议患者可服用本方一段时间后停止中药治疗，同时注意饮食禁忌。

【处方】

党参 20g	白术 12g	柴胡 12g	白芍 12g
枳壳 12g	木香 12g	黄芩 20g	蒲公英 30g
砂仁 25g	陈皮 12g	薏苡仁 30g	白豆蔻 12g
甘草 6g			

用法：水煎服，每日 3 次，饭后温服，两日 1 剂，共 10 剂。

【经验总结】

本案病人为脾胃湿热合并肺燥的证型，治疗特点是患者求诊的目的主要是治疗咳嗽，但在其所述的伴随症状中有胃脘胀痛等症状。在治疗的过程中，初期把治疗咽部痒、干咳作为治疗重点。待肺部症状缓解后，再针对性地治疗脾胃方面的症状。从理论上讲，脾胃和肺是母生子的关系，在发病时存在子病及母的情况。在治疗时运用了实则泻其子，虚则补其母的治则。早期通过祛除肺部实邪而达到治疗脾病的目的。后期通过补脾土来达到治疗久咳伤肺的目的，即培土生金法。这一治疗方法虽然是中医治疗疾病的基本方法，但在治疗时还是要考虑到患者的基本情况才能灵活运用，不是只要发现肺和脾胃的疾病就都可以使用这种方法，而是要在辨证的基础上做到灵活、正确的运用。

三、润肺健脾化痰法治疗咳嗽变异性哮喘

【诊疗概要】

杨某某，女，4 岁 1 月。

初诊（2019 年 6 月 26 日）：因"反复咳嗽 2^+ 月"就诊。于 2019 年 4 月感冒后出现咳嗽，早晚咳嗽明显，阵发性加重，咳嗽数分钟后可自行缓解，无明确加重或缓解因素，咳嗽时喉中有痰响，无痰咳出，无喘息、气紧，无发热畏寒，无鼻塞流涕，无呕吐，纳稍减。在我院儿科门诊诊断为"咳嗽变异性哮喘"，予特布他林雾化、孟鲁司特钠（顺尔宁）等对症治疗两月，患儿仍反复咳嗽。现症见：刺激性咳嗽，晨起时及入睡时咳嗽剧烈，持续数分钟至十余分钟才能逐渐缓解，白昼阵发性咳嗽，喉中痰响，无痰咳出，咽红，无咽痛，食

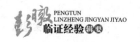

量较平时稍减，无发热汗出，无喘息气紧，无鼻塞流涕。舌红，苔薄白，脉滑。

【诊疗思路】

患儿病程较长，反复刺激性咳嗽，痰不易咯出，咽红，舌红，苔薄白，脉滑。辨证为燥邪伤肺，脾虚痰阻。治疗应润肺健脾化痰。

【处方】

茯苓 12g	射干 15g	麸炒白术 12g	甘草 5g
党参 20g	沙参 20g	蜜麻黄绒 6g	苦杏仁 12g
天花粉 12g	麦冬 15g	石菖蒲 12g	蜜紫菀 12g
姜黄 10g	虎杖 20g	蒲公英 25g	

用法：水煎服，每日 3 次，饭后温服，两日 1 剂，共 2 剂。

二诊（2019 年 7 月 1 日）：夜间未再咳嗽，晨起刺激性咳嗽减轻，但易反复，白昼阵发性咳嗽，咳嗽时喉中有痰响，无咯痰，口干，咽喉有异物感，频繁清嗓。咽红，无咽干、咽痛，舌红，苔薄白，脉滑。

【处方】

茯苓 12g	化橘红 10g	麸炒白术 12g	甘草 5g
太子参 12g	沙参 20g	蜜麻黄绒 6g	苦杏仁 12g
酒川芎 12g	麦冬 15g	石菖蒲 12g	蜜紫菀 12g
炒山楂 12g	虎杖 20g	蒲公英 25g	

用法：水煎服，每日 3 次，饭后温服，两日 1 剂，共 2 剂。

三诊（2019 年 7 月 5 日）：患儿早晚咳嗽好转，白昼阵发性咳嗽减轻，咳少量白色泡沫痰，舌淡，苔薄白，脉滑。

【处方】

茯苓 12g	党参 20g	麸炒白术 12g	甘草 5g
麸炒陈皮 12g	法半夏 10g	苦杏仁 12g	射干 15g
酒川芎 12g	石菖蒲 12g	蜜紫菀 12g	炒山楂 12g
虎杖 20g	蜜麻黄绒 6g	蒲公英 25g。	

用法：水煎服，每日 3 次，饭后温服，两日 1 剂，共 2 剂。

【经验总结】

彭老师认为，咳嗽变异性哮喘病位主要在肺，同时亦可累及其他脏腑，最常累及脾，次为心，病久可累及肾。本病常因外感而发，小儿易为外邪所伤，彭老师认为其原因主要有三：一是小儿脏气未充，肺脏娇嫩，"肺常不足"，卫外功能不足，易为外邪所伤。二是因脾为肺母，小儿"脾常不足"，则肺气亦弱，外邪容易乘虚而入。三是肺为"华盖"，开窍于鼻，外合皮毛，六淫之邪从口鼻或皮毛而入，首先侵袭肺卫，即所谓"伤于风者，上先受之"，"温邪上受，首先犯肺"，肺受邪失于宣肃，则发为咳嗽。又因小儿为"纯阳之体"，外感邪气易从阳化热，病情转化较快，又常常呈现"易虚易实""易寒易热"的特点，故小儿咳嗽发病初期主要表现为实证、热证，病情反复发作或病程较长后，则多表现为虚实夹杂、寒热互见，这与小儿特有的生理病理特点有关。小儿脾胃机能薄弱，感邪后容易出现脾失健运，中焦积滞，酿生痰湿。"脾为生痰之源，肺为储痰之器"，所生痰浊上储于肺，壅阻气道，风痰互结，外邪内伤长期并存，闭塞肺气，则易导致咳嗽缠绵难愈。针对咳嗽变异性哮喘咳嗽的特点，彭老师提出治疗当以"宣肺运脾祛痰"为法，内外同治，标本兼顾，注重调畅肺气和运脾化痰。此案患儿咳嗽变异性哮喘患病日久，寒热虚实夹杂并见，因而治疗时应当辨证施治，灵活组方，治肺的同时注意顾护脾胃，同时患儿长期肺气壅滞可能导致肺络瘀阻，必要时需兼以行气活血，疏通肺络，用药上应温清补泄并用，因证施治。患儿因外感发病，邪气闭郁于表，因先天禀赋不足，正气不足以驱邪外出，肺气闭郁不解，故反复咳嗽。初诊时患儿正气不足，痰湿闭肺，气郁化热，方中以麻黄绒、苦杏仁、甘草宣降肺气，石菖蒲豁痰开窍，党参、白术、茯苓益气健脾，紫菀润肺化痰，天花粉、沙参、麦冬养阴润肺，射干、虎杖、蒲公英兼以清热消痰，利咽止咳，姜黄行气活血，温通肺络。本方配伍严谨，益气健脾与清热化痰兼施，扶正而不留邪，祛邪而不伤正，肺脾同治，共奏润肺化痰之功。二诊时患儿在肺脾气虚证候的基础上，肺燥伤津证候更为明显，四诊合参，辨证为肺脾气虚、风痰互结。患儿有气郁化热伤津之象，在前方中以太子参易党参，益气健脾的同时更能润肺生津，加化橘红消痰利气，炒山楂消除中焦积滞，川芎易姜黄疏通肺络。三诊时患儿咳嗽已好转，唯咯痰缠绵未愈，痰湿为其主要矛盾，四诊和参，辨证为咳嗽，脾虚生痰。治以健脾燥湿，宣肺化痰。方中以党参、白术、茯苓、陈皮、法半夏、甘草健脾益气，和中化痰；麻黄绒、苦杏仁、甘草宣降肺气，防止肺气壅塞；紫菀润肺化痰；射干、虎杖、蒲公英清热消痰利咽；炒山楂消除脾胃积滞，川芎疏通肺络。去太子参、沙参、麦冬防止滋腻碍脾。本案体现了彭老师治疗慢性咳嗽的重要思想，即小儿慢性咳嗽病机多虚实夹杂，寒热互见，肺脾同病，故治疗时当根据患儿虚实轻重补虚泻实。肺为娇脏，喜润恶燥，根据伤津轻重生津润燥、燥湿化痰相结合，祛邪而不伤正。气机宣降失司，易使内生积滞，故治疗时兼以润肺、通络。治疗全程谨守病机，治疗主次分明，才能取得较好的疗效。

四、沙参麦冬汤治疗癌病咳嗽

【诊疗概要】

易某某，女，64岁。

初诊（2019年3月27日）：乳腺癌切除术后半年，放化疗后2月。咳嗽反复发作1月，咯痰不利而黏稠，咽部痒痛不适，口渴喜饮，大便略干，小便色黄，舌红苔少，脉细滑。

【诊疗思路】

考虑咳嗽为阴虚感受外燥，治疗以宣肺解表、养阴润肺。

【处方】

山茱萸 12g	熟地黄 12g	山药 30g	泽泻 12g
牡丹皮 12g	茯苓 12g	当归 15g	白芍 12g
竹叶柴胡 12g	玄参 25g	桔梗 12g	冬凌草 10g
甘草 6g	五味子 12g		

用法：水煎服，每日3次，饭后温服，两日1剂，共5剂。

医嘱：饮食忌辛辣、生冷、油腻、海鲜。

二诊（2019年4月24日）：患者服上方5剂后感觉咳嗽明显减轻，咯痰减少。又继续服用上方10剂。现咳嗽已明显缓解，但咽部仍感明显疼痛，大便干，舌红，苔少，脉数。考虑患者为癌病放化疗后，气阴亏虚。现外感症状已明显缓解，但阴虚症状仍明显。治疗继续养阴润肺，利咽止咳。

【处方】

山茱萸 12g	熟地黄 12g	蒲公英 30g	郁金 12g
沙参 25g	茯苓 12g	天门冬 20g	白芍 12g
竹叶柴胡 12g	玄参 25g	桔梗 12g	余甘子 10g
甘草 6g	五味子 12g	苦杏仁 20g	

用法：水煎服，每日3次，饭后温服，两日1剂，共5剂。

医嘱：饮食忌辛辣、生冷、油腻、海鲜。

三诊（2019年5月8日）：服上方后咳嗽已明显缓解，就诊时患者情绪抑郁明显，自述咽部异物感明显，伴胸痛、胁痛。舌淡红，苔少，脉滑数。考虑到癌病病程较长，患者情绪抑郁，气机郁结不畅，气郁日久易生热而耗气伤阴，治疗在养阴的基础上增加疏肝解郁之品。

【处方】

山茱萸 12g	熟地黄 12g	蒲公英 30g	郁金 12g
沙参 25g	茯苓 12g	麦冬 20g	川芎 12g
竹叶柴胡 12g	玄参 25g	桔梗 12g	金丝桃 10g
甘草 6g	五味子 12g	远志 10g	

用法：水煎服，每日3次，饭后温服，两日1剂，共5剂。

医嘱：忌辛辣、生冷、油腻、海鲜。

四诊（2019年5月15日）：患者服上方后咽部不适症状明显减轻，嘱咐其适当锻炼身体，注意调节情绪，预防感冒。饮食应当清淡，防止咳嗽复发。

【经验总结】

患者乳腺癌切除术后半年，进行放化疗后2月，因外感燥邪而出现咳嗽。咳嗽的主要特点为咽干，咽痛，痰少而难咳。癌病术后患者体质多为气阴亏虚，部分患者易出现体虚易感、咽部不适、咳嗽等症状。本案患者主要症状除咳嗽外还有咽痛、咯痰不利，同时还伴有胁痛、胸痛等肝气郁结症状。癌病的难治性容易给患者带来巨大的思想压力，故癌病患者大多有肝气郁结存在。在放化疗过程中又耗气伤阴，造成癌病患者气阴亏虚。本案患者有易感冒、干咳，咽痛、咯痰不利的症状，还伴有胸痛、胁痛等肝气郁结的症状。治疗以益气养阴为主，同时配合润肺、化痰、理气等。其中养阴为治本，润肺化痰解表为治标。治本以滋水清肝饮为基础方，治标以沙参麦冬汤为基础方加减。滋水清肝饮为补肾清肝的代表方剂。方中有六味地黄汤的基础方，同时有柴胡、白芍等疏肝药物，治疗肾阴亏虚肝经湿热证。沙参麦冬汤是治疗肺阴亏虚咳嗽的主要方剂。本案治疗过程中考虑到患者咽部不适症状明显，加余甘子、桔梗等以利咽止咳。初诊后患者咳嗽缓解，但肝气郁结症状无明显改善，故加金丝桃、远志、郁金以疏肝理气。处方中还用到了冬凌草等药物，具有一定的抗癌作用。在治疗过程中指导患者配合饮食控制症状，适当调节情绪，有利于患者的康复。

第二章　脾胃疾病

一、逍遥散治疗胃痛

【诊疗概要】

钱某，女，52岁。

初诊（2020年7月31日）：患者因胃脘不适数月就诊，伴呃逆，反酸，心悸、心烦。易焦虑，阵发潮热，口干，纳眠一般，大便黏腻，夜尿较多。舌淡红，苔薄黄腻，脉细。既往有慢性胃炎病史。

【诊疗思路】

考虑本患者属肝郁脾虚证，治以疏肝解郁、健脾和胃，方选逍遥散加减。

【处方】

茯苓12g	柴胡12g	当归15g	白芍12g
炒白术12g	降香12g	郁金12g	丹参30g
木香20g	酒黄连10g	白豆蔻12g	乌贼骨15g
甘草6g			

用法：水煎服，每日3次，饭后温服，两日1剂，共5剂。

二诊（2020年8月21日）：患者胃脘不适好转，反酸减轻，时有呃逆，易感胃胀，心悸减轻，仍有阵发潮热，口干舌燥，怕冷，夜尿每晚3或4次，大便黏腻。舌淡红，苔薄白，脉细。继前方逍遥散加减。

【处方】

茯苓12g	柴胡12g	当归15g	白芍12g
炒白术12g	瓦楞子30g	砂仁10g	丹参30g

木香 20g　　　　　酒黄连 10g　　　　延胡索 15g　　　　酒续断 30g

甘草 6g

用法：水煎服，每日 3 次，饭后温服，两日 1 剂，共 5 剂。

【经验总结】

本案患者平素易焦虑，肝气不舒，肝郁乘脾，脾胃不和，升降失调，故见胃脘不适，呃逆，反酸等；肝郁化火，消灼津液，则见潮热、口干等症。且患者年过七七，正处围绝经期，易出现肝脾不和诸证。故选方逍遥散调和肝脾，加木香、郁金、降香、延胡索等疏肝理气止痛之品。可见逍遥散不仅仅用于治疗肝郁不舒之情志病证，亦能够作为基础方治疗由于肝郁脾虚所致的消化道疾病，如本案中的慢性胃炎。在此基础上结合四诊，随症加减可获良效。同样，逍遥散的临床使用亦不可拘泥与此，需要对其熟练掌握并且灵活运用。这亦体现了中医学异病同治的根本在于证同治同，关键在于抓住疾病的基本病机，对证处方。

二、疏肝补肾除湿法治疗胃痛

【诊疗概要】

田某，女，52 岁。

初诊（2020 年 3 月 2 日）：患者述胃脘部反复发作 2 年，加重 1 月，现以胃脘胀痛为主，每遇情绪烦恼时加重，伴呃逆、反酸，口苦，疲乏，纳差，大便不畅，舌淡苔白，脉弦。西医诊断为慢性胃炎。

【诊疗思路】

本案患者辨证为肝胃不和，肝胃气滞，治以疏肝理气、和胃止痛，方选逍遥散加减。

【处方】

党参 30g　　　　　白芍 12g　　　　　麸炒白术 12g　　　　甘草 6g

竹叶柴胡 12g　　　白豆蔻 12g　　　　烫狗脊 30g　　　　茯苓 12g

郁金 12g　　　　　酒续断 30g　　　　酒丹参 30g　　　　麸炒枳壳 12g

蒲公英 30g

用法：水煎服，每日 3 次，饭后温服，两日 1 剂，共 3 剂。

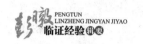

二诊（2020年3月9日）：患者自觉胃脘不适较前缓解，呃逆较前好转，仍有口苦、反酸、疲乏，舌淡苔白，脉弦。

【处方】

党参30g	白芍12g	麸炒白术12g	甘草6g
竹叶柴胡12g	白豆蔻12g	烫狗脊30g	茯苓12g
郁金12g	酒续断30g	酒丹参30g	麸炒枳壳12g
蒲公英30g	鸡矢藤30g		

用法：水煎服，每日3次，饭后温服，两日1剂，共6剂。

三诊（2020年3月21日）：患者自觉饮食较前增加，进食后胃脘胀痛不适感减轻，口苦、反酸缓解，小便不畅，舌淡苔白，脉弦。

【处方】

党参30g	白芍12g	麸炒白术12g	甘草6g
竹叶柴胡12g	白豆蔻12g	烫狗脊30g	茯苓12g
麸炒枳壳12g	酒续断30g	石苇30g	酒丹参30g
蒲公英30g	冬葵子20g	鸡矢藤30g	金钱草60g

用法：水煎服，每日3次，饭后温服，两日1剂，共6剂。

四诊（2020年4月3日）：自述偶有胃脘胀痛感，偶有呃逆，口苦、反酸减轻，自觉后颈部怕冷，小便淋漓，舌淡苔白，脉弦。

【处方】

党参30g	白芍12g	麸炒白术12g	甘草6g
竹叶柴胡12g	白豆蔻12g	怀牛膝30g	茯苓12g
麸炒枳壳12g	酒续断30g	石韦30g	乌药30g
蒲公英30g	海金沙20g	金钱草60g	

用法：水煎服，每日3次，饭后温服，两日1剂，共6剂。

【经验总结】

该患者西医诊断为慢性胃炎，中医辨病属于"胃痛"范畴，辩证为肝胃不和、肝胃气滞证，表现出肝失疏泄、横逆犯胃、胃失和降的症候。患者多由情志不遂，气郁化火，或寒邪内犯肝胃而发病。好发于围绝经期女性，治以疏肝理气、和胃止痛，予逍遥散加减。方中柴胡疏肝解郁，当归、白芍养血和血，使肝血得补，肝气得疏；白术、茯苓健脾祛湿，佐以甘草和中健脾，使气血生化有源，则"土疏木荣"；党参健脾益气；白豆蔻行气暖胃，消食宽中；丹参除烦安神；石韦、金钱草、海金沙利水通淋；骨碎补、续断、狗脊补肾健脾。诸药合用共奏疏肝理气、补肾除湿止痛之效。若胀重可加青皮、郁金、木香助理气解郁之功；若痛甚者，可加川楝子、延胡索理气止痛；嗳气频作，可加半夏、旋覆花，亦可用沉香降气散降气解郁。

三、柴芍六君子汤加减治疗腹泻

【诊疗概要】

王某，男，25岁。

初诊（2019年7月1日）：患者长期大便不成形，每天3或4次，常于早餐后多次排便，自觉有口气，偶感脘腹胀闷，排气排便后缓解，进食生冷、辛辣、油腻后症状加重，舌淡苔白，脉弦细。西医诊断为肠易激综合征。

【诊疗思路】

综合四诊情况分析，本案患者辨证为肝气郁结、脾虚湿阻，治以疏肝解郁，健脾除湿，方选柴芍六君子加减

【处方】

茯苓12g	党参30g	麸炒白术12g	甘草6g
麸炒陈皮12g	法半夏12g	竹叶柴胡12g	白芍12g
酒黄连10g	川木香20g	防风12g	槟榔12g
薤白12g			

用法：水煎服，每日3次，饭后温服，两日1剂，共5剂。

二诊（2019年7月11日）：自觉口苦，有口气，口干舌燥，大便不成形，每天3或4次，早餐后腹泻减少，舌淡苔白，脉细。继前方加减。

【处方】

茯苓12g	党参30g	麸炒白术12g	甘草6g
麸炒陈皮12g	肉豆蔻12g	竹叶柴胡12g	白芍12g
酒黄连10g	川木香20g	防风12g	地榆30g
醋五味子12g			

用法：水煎服，每日3次，饭后温服，两日1剂，共5剂。

三诊（2019年7月22日）：大便不成形，每天2~3次，无水谷不化，纳

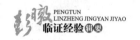

可，舌淡苔白，脉细。继前方加减。

【处方】

党参 30g	麸炒白术 12g	甘草 6g	麸炒陈皮 12g
肉豆蔻 12g	竹叶柴胡 12g	白芍 15g	酒黄连 12g
川木香 20g	防风 12g	槟榔 12g	乌梅 12g
薏苡仁 30g			

用法：水煎服，每日 3 次，饭后温服，两日 1 剂，共 5 剂。

四诊（2019 年 8 月 1 日）：自觉口苦较前缓解，喜饮，大便不成形，每天 2~3 次，舌淡苔白，脉细。继前方加减。

【处方】

党参 30g	麸炒白术 12g	甘草 6g	麸炒陈皮 12g
肉豆蔻 12g	竹叶柴胡 12g	白芍 15g	酒黄连 12g
川木香 20g	紫苏叶 12g	秦皮 15g	盐补骨脂 20g
儿茶 6g	醋五味子 12g		

用法：水煎服，每日 3 次，饭后温服，两日 1 剂，共 5 剂。

【经验总结】

肠易激综合征是常见的功能性肠道疾病，好发于青壮年，本病属于中医"泄泻"范畴，辨证为脾胃虚弱，湿阻中焦，治以健脾益气，除湿止泻，选用柴芍六君子汤加减对症治疗。方中党参性平味甘，入脾、肺经，善补益脾胃，为君药。炒白术苦温，善补脾气、燥脾湿，茯苓甘淡渗利而性平，能健脾、利湿，二药合用，既可增君药补脾之力，又可助祛湿以复脾运、止溏泄，为臣药。制半夏辛温而燥，善祛脾胃湿痰、降逆止呕；陈皮辛温苦燥，善燥湿化痰、理气调中。二药相合，善燥湿化痰、理气开胃，进而健脾，为佐药。炙甘草甘补偏温，既补中益气，又调和诸药，为使药。方中加用酒黄连清热燥湿，泻火解毒，柴胡疏肝解郁；木香行气力佳，用于泻下痢急后重之症，具有行气导滞的作用；白芍养血敛阴，柔肝止痛；槟榔辛散苦泄，入胃肠经，善行胃肠之气，消积导滞，兼能缓泻通便；乌梅酸涩，入大肠经，有良好的涩肠止泻的作用，为治疗久泻、久痢之常用药；补骨脂壮肾阳、暖脾阳、收涩以止泻。全方配伍，标本兼顾，共奏补脾益气、燥湿化痰、壮肾阳、暖脾阳、收涩止泻之功。

四、食管－胃吻合术后腹泻

【诊疗概要】

董某某，女，65 岁。

初诊（2019 年 6 月 10 日）：患者行食管－胃吻合术后腹泻，每日 5 到 6 次，大便带脓，伴口干，反胃，吐涎，时感疲乏。求诊时患者身体消瘦，精神差，口干，时吐吐带泡沫涎液。无明显怕冷，无汗出。脉弦数，舌质淡红，舌苔白腻，花剥地图舌。

【诊疗思路】

患者术后胃肠虚弱，大便带有黏液。综合考虑患者四诊情况，辨证为湿热下注，脾胃虚弱。治疗予以清热除湿，健脾养胃。选方香砂六君子汤加减。

【处方】

党参 20g	姜黄 12g	白术 12g	甘草 6g
法半夏 12g	砂仁 12g	木香 12g	茯苓 12g
守宫 12g	莪术 12g	地榆 30g	

用法：水煎服，每日 3 次，饭后温服，两日 1 剂，共 2 剂。

医嘱：忌生冷辛辣油腻。

二诊（2019 年 6 月 14 日）：患者述服药后大便次数减少为每天 3 次左右，但仍不成形，疲乏和口干症状没有明显缓解。予以加大益气养阴之品。

【处方】

党参 20g	白术 12g	甘草 6g	砂仁 12g
木香 12g	守宫 12g	莪术 12g	地榆 30g
黄芪 30g	糯稻根颗粒 3 袋（兑服）		

用法：水煎服，每日 3 次，饭后温服，两日 1 剂，共 2 剂。

三诊（2019 年 6 月 18 日）：服用上方后，患者大便次数减少为每天 1~2 次。大便稀且带黏液的情况也明显缓解。其余症状无明显变化。治疗方案不变，同时稍加大益气之力。

【处方】

党参 20g	姜黄 12g	白术 12g	甘草 6g

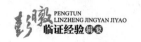

| 法半夏 12g | 砂仁 12g | 木香 12g | 茯苓 12g |
| 守宫 12g | 莪术 12g | 地榆 30g | 黄芪 60g |

糯稻根颗粒 3 袋（兑服）

用法：水煎服，每日 3 次，饭后温服，两日 1 剂，共 2 剂。

四诊（2019 年 10 月 03 日）：服用上方后，患者大便已基本正常，每天 1 次或 2 次，大便已稍成形，精神状况、疲乏也明显好转。但仍有反胃、吐涎症状存在。考虑患者胃阳受损严重，稍加温胃散寒之品。

【处方】

党参 20g	干姜 12g	白术 12g	甘草 6g
法半夏 12g	砂仁 12g	木香 12g	茯苓 12g
降香 12g	黄芪 60g	荜澄茄颗粒 3 袋（兑服）	

用法：水煎服，每日 3 次，饭后温服，两日 1 剂，共 2 剂。

五诊（2019 年 10 月 14 日）：服用上方一段时间后。患者感觉精神状况和食欲较前有明显好转，服药期间未出现大便稀或腹泻情况。

【处方】

党参 20g	干姜 12g	白术 12g	甘草 6g
法半夏 12g	砂仁 12g	木香 12g	茯苓 12g
降香 12g	黄芪 60g	荜澄茄颗粒 3 袋（兑服）	

用法：水煎服，每日 3 次，饭后温服，两日 1 剂，共 10 剂。

【经验总结】

本案患者食管－胃吻合术后出现腹泻，每日大便 5 到 6 次，大便中带黏液。术后正气亏虚，故见精神差，容易反胃，形体消瘦。针对此类患者，彭老师常用香砂六君子汤，同时加大黄芪的用量，大剂量黄芪意在改善人体困重之症。在治疗大便较稀时运用地榆以收敛固涩。在治疗后期针对患者气阴两虚的表现，增加糯稻根以养阴。本案治疗的难点在于患者的舌象。患者呈花剥舌，此为典型的阴虚症状，治疗应滋阴，但整体判断患者阴虚症状不明显，只是偶有口渴。彭老师在此运用糯稻根治疗阴虚症状的效果很好。但本案治疗总体思路以养胃为主，处方以香砂六君子进行加减，很普通的处方，但随症加减亦能治疗一些复杂的慢性疾病。

第三章　心神疾病

一、四逆散加减治疗心悸

【诊疗概要】

患者，男，49岁。

初诊（2019年10月17日）：因"胸闷憋气、心悸2年余"就诊。诊见：阵发性心悸，胸闷憋气，时胸痛，脉搏间歇，寐可，舌质淡红，苔薄黄，脉弦，时结。

【诊疗思路】

本案患者临床表现以心悸、胸闷为主，彭老师认为患者平素体质尚可，相关检查未见明显器质性病变，关键辨证要点在脉弦，时结。辨证为肝气郁结，肝热扰神。治以疏肝解郁，宁心安神。方选四逆散加减。

【处方】

柴胡 24g	白芍 30g	枳实 15g	秦皮 15g
白头翁 20g	柏子仁 20g	苦参 20g	远志 12g
乌药 12g	琥珀 1.5g（冲）		

用法：水煎服，每日3次，饭后温服，两日1剂，共6剂。

二诊（2019年11月2日）：患者半月后再次就诊，诉心悸不宁，期前收缩（早搏）频发，夜间尤多，伴阵发性心动过速，体倦乏力，寐差，舌质暗红，苔薄黄，脉弦，结代。

【处方】

柴胡 24g	白芍 30g	枳实 15g	秦皮 15g

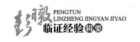

白头翁 20g	柏子仁 20g	苦参 20g	远志 12g
乌药 12g	琥珀 1.5g（冲）	玄参 24g	麦冬 30g
桂枝 9g	细辛 9g		

用法：水煎服，每日 3 次，饭后温服，两日 1 剂，共 6 剂。

三诊（2019 年 11 月 18 日）：患者二诊后连续服药近半月，自觉症状明显减轻，早搏基本消失，苔薄白，脉弦未见歇止。给予如下处方，巩固疗效。

【处方】

柴胡 24g	白芍 30g	枳实 15g	秦皮 15g
白头翁 20g	柏子仁 20g	苦参 20g	远志 12g
乌药 12g	琥珀 20g	玄参 24g	麦冬 30g
桂枝 9g	细辛 9g	青皮 9g	

用法：水煎服，每日 3 次，饭后温服，两日 1 剂，共 10 剂。

四诊（2019 年 12 月 4 日）：偶感心悸，胸闷腹胀，舌淡红苔薄白，脉弦。再投疏肝解郁安神之剂，以资巩固。

【处方】

柴胡 24g	白芍 24g	枳实 12g	秦皮 12g
白头翁 20g	柏子仁 20g	远志 12g	乌药 12g
香附 12g	紫苏 12g	砂仁 12g	

用法：水煎服，每日 3 次，饭后温服，两日 1 剂，共 10 剂。

【经验总结】

《明医杂著》曰："凡心脏得病，必先调其肝肾二脏……肝气通则心气和，肝气滞则心气乏，此心病先求于肝，清其源也。"故本医案中，以四逆散为主方，加乌药、香附、青皮、紫苏等，为疏肝解郁之用。白头翁、秦皮、苦参清肝经郁热，柏子仁、远志、琥珀养心镇静安神。二诊时患者心动过速，早搏频发，由郁热伤阴耗气所致，故加玄参养阴清热，麦冬补益心气，桂枝、细辛取其辛散温通之性，鼓舞气血运行，是以取效较速。终以疏肝解郁安神法善后，法不离疏解，方必用四逆，白头翁始终为必用之品。

二、归脾汤加减治疗心悸

【诊疗概要】

黄某，男，42岁。

初诊（2020年3月12日）：患者因"阵发性心悸2月余"就诊。自述心悸于每日晨起时发作，发作时心悸难耐，不能站立，需卧床方止，伴汗出，每次心悸历时约5分钟，近1周来，每晨均发作两次，痛苦异常，伴眠差多梦，头昏，饮食及二便正常。舌质淡，苔中心厚腻，脉缓。

【诊疗思路】

患者为中年男性，主要症状无明显证候特点，综合考虑其舌苔厚腻，脉缓且病程较久，辨证为心脾两虚，湿浊阻滞，治疗予以补脾养心、清热除湿，方选归脾汤加减。

【处方】

土茯苓 40g	柴胡 9g	白芍 15g	当归 12g
白术 10g	木香 6g	香附 10g	党参 10g
酸枣仁 12g	柏子仁 15g	龙眼肉 15g	炙远志 9g
甘草 5g	黄连 3g		

用法：水煎服，每日3次，饭后温服，两日1剂，共4剂。

二诊（2020年3月20日）：患者自述服上药4剂后心悸停止，睡眠改善，遂自动停药，1周前因饮酒过量加之通宵不眠，上症又作，前来复诊。嘱患者按照一诊方药，继续服药，后症状逐步得到控制。

【经验总结】

本案患者临床表现无明显证候特点，彭师从患者的病程较长，且反复发作入手，结合患者舌淡，苔白厚腻，辨证为心脾两虚，方选归脾汤为主，辅以除湿之土茯苓。土茯苓对心悸有实邪，如痰浊湿郁者，可利湿化痰；热毒蕴结者，可解毒利湿；气滞血瘀者，可通利经脉；对因虚而致者，可健脾益气。彭师常用其治疗心律失常，尤其对心动过速患者，疗效确切，一般用量在30～90g，临证可据不同证型，灵活配伍，如心脾两虚者合归脾汤，心阳不足者合桂枝甘草汤，肝气郁结者合逍遥散，阴虚火旺者合黄连阿胶汤等，每有良效，经长期临

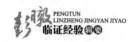

床观察，未见明显的不良反应，安全有效。

三、五味子治疗不寐

【诊疗概要】

蒋某，女性，48 岁。

初诊（2020 年 6 月 11 日）：患者"失眠 4 月余"。入睡困难，眠浅，易醒，夜间发热、汗出，心烦，四肢怕冷，眼干，口苦，疲乏，长期口服"右佐匹克隆 1 片，睡前"；舌红，苔薄白、少，脉弦细。

【诊疗思路】

本案患者夜热，心烦，汗出，证属肝肾阴虚、心神不宁，治以滋养肝肾、清心安神。方选六味地黄丸加减。

【处方】

山茱萸 12g	生地黄 15g	山药 30g	盐泽泻 12g
牡丹皮 12g	茯苓 12g	当归 15g	白芍 12g
竹叶柴胡 12g	栀子 12g	醋五味子 12g	夜交藤 30g
葛根 30g	甘草 6g	贯叶金丝桃 1 袋（同煎）	

用法：水煎服，每日 3 次，饭后温服，两日 1 剂，共 3 剂。

二诊（2020 年 6 月 17 日）：患者仍诉失眠，睡眠较浅，睡眠中转醒次数减少，夜间发热好转，心烦、情志不舒、口苦减轻，头顶发胀；舌红，苔薄少，脉弦细。继前方六味地黄丸加减。

【处方】

山茱萸 12g	熟地黄 12g	山药 30g	盐泽泻 12g
牡丹皮 12g	茯苓 12g	当归 15g	赤芍 12g
竹叶柴胡 12g	栀子 12g	醋五味子 12g	合欢皮 30g
葛根 30g	甘草 6g	贯叶金丝桃 1 袋（同煎）	

用法：水煎服，每日 3 次，饭后温服，两日 1 剂，共 3 剂。

三诊（2020 年 6 月 23 日）：睡眠质量较前改善，睡眠加深，夜间发热、汗出减轻，胃胀，疲乏；舌红，苔薄白，脉细。继前方六味地黄丸加减。

【处方】

山茱萸 12g	熟地黄 12g	山药 30g	盐泽泻 12g
牡丹皮 12g	茯苓 12g	当归 15g	酒丹参 30g
竹叶柴胡 12g	夜交藤 30g	醋五味子 12g	刺五加 12g
酒川芎 12g	甘草 6g	贯叶金丝桃 1 袋（同煎）	

用法：水煎服，每日 3 次，饭后温服，两日 1 剂，共 3 剂。

【经验总结】

本案系围绝经期女性患者，年近七七，肝肾渐虚，阴血不足，虚火扰心，出现失眠、心烦、眠浅等表现。在六味地黄丸养肝肾阴的基础上，辅以养血疏肝、清心除烦之品。其中五味子味酸、甘，性温，归肺、心、肾经，具有收敛固涩、益气生津、补肾宁心之功。《证类本草》云其"味酸，温……补不足，强阴……养五脏，除热……"可见其能够养五脏阴而除烦热。因其味酸、甘，甘味能补，且入心经，可治疗阴血亏损、心神失养之不寐；因其入心、肾两经，能治疗心肾不交之虚烦失眠等证。现代研究结果表明，五味子及其乙醇提取物、五味子甲素、乙素、丙素，乙醇可明显延长戊巴比妥钠所致小鼠睡眠时间，减少其自主活动；五味子具有广泛的中枢抑制作用，有镇静药物的特点，对于改善睡眠具有显著效果而不易产生药物依赖性。因此，对于阴血亏损、心神失养或心肾不交之虚烦心悸、失眠多梦，可予五味子配伍治之。

【参考文献】

[1] 林蔚，黄宗锈，陈冠敏，等. 中药五味子改善小鼠睡眠作用的研究［J］. 海峡预防医学杂志 2009；15（4）：51－52.

[2] 霍艳双，陈晓辉，李康，等. 北五味子的镇静、催眠作用. 沈阳药科大学学报［J］2005（2）：126－128.

四、柴胡加龙骨牡蛎汤治疗不寐

【诊疗概要】

黄某，男性，49 岁。

初诊（2020 年 5 月 15 日）：患者"失眠 2 月余"，入睡困难，思虑较多，辗转难眠，眠浅易醒，多梦，口苦，纳食一般，大便干，小便调，舌淡红，苔薄

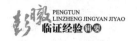

黄，脉弦细。

【诊疗思路】

本患者眠浅易醒，多梦，口苦，辨证属胆郁痰扰、心神不宁，治以利胆清热、镇静安神。方选柴胡加龙骨牡蛎汤加减。

【处方】

竹叶柴胡 12g	桂枝 12g	龙骨 30g	煅牡蛎 30g
酒黄芩 12g	法半夏 12g	百合 20g	生地黄 15g
酒丹参 30g	酒大黄 6g	茯苓 12g	夜交藤 30g
栀子 12g	淡豆豉 12g	醋五味子 12g	

用法：水煎服，每日 3 次，饭后温服，两日 1 剂，共 4 剂。

二诊（2020 年 5 月 27 日）：患者仍诉失眠，入睡困难好转，眠浅易醒，口苦，易焦虑，纳可，便溏，舌边红，苔薄黄，脉弦细。继柴胡加龙骨牡蛎汤加减。

【处方】

竹叶柴胡 12g	桂枝 12g	龙骨 30g	煅牡蛎 30g
酒黄芩 12g	法半夏 12g	百合 20g	生地黄 15g
酒丹参 30g	酒大黄 5g	茯苓 12g	合欢皮 30g
龙胆草 3g	醋五味子 12g	贯叶金丝桃 1 袋（同煎）	

用法：水煎服，每日 3 次，饭后温服，两日 1 剂，共 5 剂。

三诊（2020 年 6 月 8 日）：患者述入睡困难，心烦，睡眠程度较前加深，易醒好转，口苦减轻，情志不舒，纳可，二便调，舌淡红，苔薄白，脉弦。继续予柴胡加龙骨牡蛎汤加减治疗。

【处方】

竹叶柴胡 12g	桂枝 12g	龙骨 30g	酒黄芩 12g
夜交藤 30g	百合 20g	生地黄 15g	酒丹参 30g
酒大黄 5g	茯苓 12g	白芍 12g	栀子 12g
醋五味子 12g	贯叶金丝桃 1 袋（同煎）		

用法：水煎服，每日 3 次，饭后温服，两日 1 剂，共 5 剂。

四诊（2020 年 6 月 19 日）：失眠好转，夜间可间断入睡，睡眠程度较前加深，心烦减轻，纳可，二便正常，舌淡红，苔薄白，脉弦。继续予柴胡加龙骨牡蛎汤加减治疗。

【处方】

竹叶柴胡 12g	桂枝 12g	龙骨 30g	酒黄芩 12g
合欢皮 30g	百合 20g	生地黄 15g	酒丹参 30g
酒大黄 4g	茯苓 12g	白芍 12g	刺五加 12g
柏子仁 15g	贯叶金丝桃 1 袋（同煎）		

用法：水煎服，每日 3 次，饭后温服，两日 1 剂，共 5 剂。

【经验总结】

《灵枢·营卫生会篇》曰："营周不休，五十而复大会……卫气行于阴二十五度，行于阳二十五度，分为昼夜，故气至阳而起，至阴而止。"可见失眠之病机总属营卫失调，阳不入阴。柴胡加龙骨牡蛎汤首出自《伤寒杂病论》，原治"伤寒八九日，下之，胸满烦惊，小便不利，谵语，一身尽重，不可转侧者"，现代医家对其应用十分广泛，其中黄煌认为该方为中医的"安定剂"。方中柴胡和解枢机、畅达肝气，桂枝通阳和表、通心气，龙骨、牡蛎重镇安神，茯苓宁心安神兼利小便，大黄清泻里热。全方具有调和阴阳，宣畅化郁，重镇安神的功效，因此可用于失眠的临床治疗，尤以气郁兼火、情志不畅的失眠更为适用。

本案患者为中年男性，平素易焦虑，肝郁化火，情志不舒，继而出现入睡困难、眠浅、易醒等症状。予柴胡加龙骨牡蛎汤中加入解郁安神、清心泻热的药物，以利胆清热，镇静安神。在现代社会高强度的生活及工作状态下，对于较多数失眠伴有紧张、焦虑等情绪障碍的患者，柴胡加龙骨牡蛎汤具有一定临床运用意义。

五、仙鹤草治疗不寐

【诊疗概要】

李某，女，63 岁。

初诊（2020 年 6 月 17 日）：患者"睡眠不实 3 月"，眠浅易醒，疲乏，多汗，心烦，食纳一般，大便干，小便正常，舌淡红，苔薄白，脉细。

【诊疗思路】

患者中年女性，易醒，多汗，心烦，大便干。辨证属肝肾亏虚证，治以补益肝肾，清心安神。方选六味地黄丸加减。

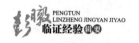

【处方】

山茱萸 12g	生地黄 15g	山药 30g	盐泽泻 12g
牡丹皮 12g	茯苓 12g	麦冬 20g	醋五味子 12g
仙鹤草 30g	百合 20g	贯叶金丝桃 1 袋（同煎）	
酒丹参 30g	木瓜 30g	浮小麦 30g	

用法：水煎服，每日 3 次，饭后温服，两日 1 剂，共 3 剂。

二诊（2020 年 6 月 23 日）：睡眠较前加深，易醒，疲乏、多汗好转，偶有畏寒，食纳一般，二便正常；舌淡红，苔薄白，脉细。继续予六味地黄丸加减。

【处方】

山茱萸 12g	生地黄 15g	山药 30g	盐泽泻 12g
牡丹皮 12g	茯苓 12g	麦冬 20g	醋五味子 12g
仙鹤草 50g	太子参 20g	贯叶金丝桃 1 袋（同煎）	
大枣 30g	甘草 6g	浮小麦 30g	

用法：水煎服，每日 3 次，饭后温服，两日 1 剂，共 3 剂。

【经验总结】

本案患者为老年女性，辨证属肝肾亏虚，阴血亏少，血不养心，症见睡眠差，眠浅易醒、心烦等，气血不足，故见疲乏、多汗。予六味地黄丸补益肝肾，配伍五味子、麦冬、百合、丹参等养心阴、清心火之品以安神，贯叶金丝桃理气疏肝，木瓜舒筋通络，仙鹤草补虚强身，浮小麦收敛固涩。其中，仙鹤草味苦、涩，性平，归心、肝经，具有收敛止血、截疟、止痢、解毒、补虚之效。教材多将其归入收敛止血药章节，然其尚具有补虚强壮的作用。《现代实用中药》提道："仙鹤草一两，红枣十个。……一日数回分服。治贫血衰弱，精力痿顿（民间称脱力劳伤），"因此，仙鹤草除了能够收敛止血外，亦可用于治疗劳力过度所致的脱力劳伤，配伍党参、地黄、龙眼肉等，以补益气血之功。临床使用中，适当配伍不同药物，其可广泛应用于治疗消化系统、呼吸系统、妇科系统疾病。

六、麦冬治疗心烦不寐

【诊疗概要】

欧某，女，58岁。

初诊（2020年6月8日）：患者"反复入睡困难数年，加重1月"，眠浅，夜间潮热、盗汗，心烦，性情急躁，食纳可，大便干结；舌红，苔黄腻，脉弦。

【诊疗思路】

患者眠浅，夜间潮热、盗汗，心烦，易怒，辨证为肝火扰心，心血亏虚，治疗予以清心除烦，养心安神；方选天王补心汤加减。

【处方】

生地黄 20g	柏子仁 15g	麦冬 20g	合欢皮 30g
酒丹参 30g	山茱萸 12g	茯苓 12g	龙胆草 3g
制何首乌 30g	醋五味子 12g	栀子 12g	葛根 30g
百合 20g	贯叶金丝桃 1袋（同煎）		

用法：水煎服，每日3次，饭后温服，两日1剂，共4剂。

二诊（2020年6月17日）：患者述入睡困难较前好转，睡眠仍较浅，易醒，夜间潮热，汗出，心慌、心烦，食纳可，大便干；舌红，苔薄黄腻，脉弦。

【处方】

生地黄 20g	柏子仁 15g	麦冬 20g	夜交藤 30g
酒丹参 30g	山茱萸 12g	茯苓 12g	煅牡蛎 30g
枸杞子 30g	醋五味子 12g	栀子 12g	甘草 6g
百合 20g	贯叶金丝桃 1袋（同煎）		

用法：水煎服，每日3次，饭后温服，两日1剂，共4剂。

三诊（2020年6月23日）：患者仍诉入睡困难，但程度较前减轻，睡眠加深，心烦，易怒，疲乏，眼胀，食纳可，大便干，小便调；舌红，苔薄黄腻，脉弦。

【处方】

生地黄 20g	柏子仁 15g	麦冬 20g	合欢皮 30g
酒丹参 30g	山茱萸 12g	茯苓 12g	煅牡蛎 30g

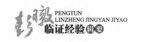

制何首乌 30g　　　醋五味子 12g　　　龙胆草 3g　　　　甘草 6g

百合 20g　　　　　贯叶金丝桃 1 袋（同煎）

用法：水煎服，每日 3 次，饭后温服，两日 1 剂，共 5 剂。

【经验总结】

本案患者失眠系郁热扰心所致，治当清心除烦，养心安神。方中麦冬、丹参、栀子、百合均有清心除烦之功，其中麦冬味甘、微苦，性微寒，归心、肺、胃经，具有养阴润肺、益胃生津、清心除烦之效。配伍以养阴安神之品，如生地黄、酸枣仁、柏子仁等，可治疗心阴虚有热之失眠；与清心凉血养阴之品配伍，如黄连、玄参等，则可治疗热伤心营之失眠、神烦少寐。《本草求真》云："麦冬解热除烦……非合心肺而皆治乎？盖肺朝于百脉，脉属心，心燥则肺失养而脉绝，心清则气即充而脉复。麦冬气禀清肃，能于心中除烦（肺清则水得生而心不烦）。"按此番理解亦有异曲同工之妙，麦冬不仅能养心阴、清心热，亦可清肺热、养肺阴，金水生则心不烦。现代相关研究结果表明，麦冬大剂量组小鼠的自主活动受到抑制，睡眠时间明显延长；麦冬与艾司唑仑联合应用对小鼠的镇静催眠作用更明显，可减少艾司唑仑的用量。故对于心阴虚有热或热伤心营之心烦不寐，可予麦冬配伍治疗。

【参考文献】

赵博，吴长健，高鸿，等. 麦冬对小鼠镇静催眠作用的初步探讨［J］. 咸宁学院学报（医学版），2008（4）：282－284.

七、丹参治疗心烦不寐

【诊疗概要】

林某，女，68 岁。

初诊（2020 年 6 月 8 日）：患者"反复失眠数年"，入睡困难，早醒，口苦，疲乏，鼻干，腿抽筋，食纳可，二便调；舌淡，苔薄白，脉细。

【诊疗思路】

患者为老年女性，反复失眠多年，口苦，疲乏，辨证为肝肾不足、心神失养；治以补益肝肾，养心安神；方选六味地黄丸加减。

【处方】

山茱萸 12g	熟地黄 12g	山药 30g	盐泽泻 12g
牡丹皮 12g	茯苓 12g	麦冬 20g	醋五味子 12g
太子参 20g	枸杞子 30g	怀牛膝 30g	酒丹参 30g
刺五加 12g	仙鹤草 30g		

用法：水煎服，每日 3 次，饭后温服，两日 1 剂，共 3 剂。

二诊（2020 年 6 月 16 日）．患者述睡眠质量改善，入睡时长较前缩短，口苦减轻，眼花，疲乏好转，纳可，二便调；舌淡红，苔薄白，脉细。继前方加减。

【处方】

山茱萸 12g	熟地黄 12g	山药 30g	盐泽泻 12g
牡丹皮 12g	茯苓 12g	麦冬 20g	醋五味子 12g
太子参 20g	枸杞子 30g	怀牛膝 30g	酒丹参 30g
柏子仁 15g	木瓜 30g		

用法：水煎服，每日 3 次，饭后温服，两日 1 剂，共 4 剂。

【经验总结】

本案患者系老年女性，失眠日久，暗耗阴液，肝肾阴虚，心神失养，予六味地黄丸滋养肝肾，再纳补益肝肾者，如枸杞子、怀牛膝等，加入养心清心安神之品，如丹参。李时珍《本草纲目》曰："五参五色配五脏……丹参入心，曰赤参。"《本草害利》曾云："苦，微寒，入心主血……安神养阴……"《本草求真》亦云："丹参破心包血瘀，安神志。"丹参味苦，性微寒，归心、肝经，具有活血祛瘀、通经止痛、清心除烦、凉血消痈的功效。因其味苦、性寒，入心经，能清心凉血、除烦安神，配伍清热凉血之品，如生地黄、玄参等，可治疗热入营血之神烦不寐；与养心安神药物配伍，如酸枣仁、柏子仁、五味子等，则可治疗心血不足之心烦失眠。现代药理学研究显示，丹参酮ⅡA 具有保护神经细胞的作用，丹酚酸 A 对脑缺血、学习记忆损伤具有保护作用，丹酚酸 B 改善缺血再灌注损伤。因此，丹参对于心血亏少或热扰心神之心烦不寐具有一定治疗作用。

【参考文献】

姜雪，史磊. 丹参活性成分及药理作用研究进展 [J]. 药学研究，2017（3）：48－51.

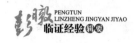

八、贯叶金丝桃治疗郁证

【诊疗概要】

张某，女，61岁。

初诊（2020年6月15日）：患者述"焦虑数月"。平素思虑过多，易怒，伴有入睡困难，睡眠质量差，易醒，食纳一般，二便调。舌淡红，苔薄黄，脉细弦。

【诊疗思路】

患者长期情绪不畅，易焦虑，寐差易醒，易怒，中医辨证为肝气郁结，方选越鞠丸加减。

【处方】

麸炒苍术12g	酒川芎12g	醋香附12g	建曲15g
栀子12g	当归15g	白芍12g	茯苓12g
郁金12g	醋五味子12g	竹叶柴胡12g	甘草6g

贯叶金丝桃1袋（同煎）

用法：水煎服，每日3次，饭后温服，两日1剂，共3剂。

二诊（2020年6月23日）：患者自述焦虑、思虑较前好转，仍有入睡困难，眠较浅，口苦，偶有腹胀，食纳一般，二便调。舌淡红，苔薄黄、舌中部稍腻，脉弦。

【处方】

麸炒苍术12g	酒川芎12g	醋香附12g	建曲15g
龙胆草3g	当归15g	白芍12g	郁金12g
醋五味子12g	夜交藤30g	刺五加12g	姜厚朴20g
甘草6g	贯叶金丝桃1袋（同煎）		

用法：水煎服，每日3次，饭后温服，两日1剂，共7剂。

二诊药物服毕，患者未再次就诊。数周后，患者因其他症状再次就诊，述末次就诊服药结束后，结合自身情绪疏导，症去大半。

【经验总结】

贯叶金丝桃，味辛，性寒，归肝经，具有疏肝解郁、清热利湿、消肿通乳的功效。因其味辛，入肝经，善疏肝解郁，对肝气郁结所致失眠诸症具有治疗作用。现代药理学研究表明，其中的金丝桃素、黄酮类化合物具有抗抑郁的功效；不同剂量的贯叶金丝桃提取物均能抑制小鼠的运动活性，具有镇静催眠作用。目前临床常用治疗失眠的中成药"疏肝解郁胶囊"，即为贯叶金丝桃与刺五加的组合制剂。

本案患者系中老年女性，平素思虑过多，易怒、焦虑，肝气不舒，郁而化热，上扰心神，进而出现睡眠障碍等表现。基本病机为肝气郁结，继而出现肝郁化火、心神不安的临床表现。治疗在越鞠丸的基础上加上疏肝理气、养心安神之品，以调畅肝气、宁心安神。结合患者自身情绪疏导，是"畅情志"之意。

九、刺蒺藜治疗老年眩晕

【诊疗概要】

肖某，女，74 岁。

初诊（2020 年 7 月 16 日）：自述"眩晕 1 年余"，头部有昏沉感，偶有发作性自身旋转感，站立不稳，数秒后恢复，口干、眼干，易怒，饮食可，夜寐较差，入睡困难，小便黄，大便正常。舌稍红，苔薄白，脉细弦。

【诊疗思路】

辨证属肝肾阴虚，肝阳上亢证。治以补益肝肾，平肝潜阳。

【处方】

柏子仁 15g	怀牛膝 30g	钩藤 30g	刺蒺藜 12g
煅牡蛎 30g	生地黄 15g	白芍 12g	山药 30g
枸杞子 30g	菊花 12g	丹参 30g	川芎 20g
五味子 12g	夜交藤 30g		

用法：水煎服，每日 3 次，饭后温服，两日 1 剂，共 3 剂。

二诊（2020 年 7 月 23 日）：仍觉头昏，服药期间眩晕发作 1 次，自行缓解，口眼干，纳可，睡眠稍改善，小便黄，大便调。舌淡红，苔薄白，脉弦细。继前方加减。

【处方】

柏子仁 15g	怀牛膝 30g	钩藤 30g	刺蒺藜 12g

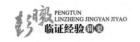
煅牡蛎 30g	生地黄 15g	白芍 12g	山药 30g
枸杞子 30g	菊花 12g	丹参 30g	川芎 20g
制何首乌 30g	合欢皮 30g		

用法：水煎服，每日 3 次，饭后温服，两日 1 剂，共 3 剂。

三诊（2020 年 8 月 3 日）：患者述头部昏沉感减轻，口干缓解，仍觉眼干、多汗，纳可，入睡困难，二便调。舌淡红，苔薄白，脉弦细。继前方加减。

【处方】

柏子仁 15g	怀牛膝 30g	钩藤 30g	山茱萸 12g
煅牡蛎 30g	生地黄 15g	白芍 12g	山药 30g
枸杞子 30g	麻黄根 20g	丹参 30g	浮小麦 30g
五味子 12g	合欢皮 30g		

用法：水煎服，每日 3 次，饭后温服，两日 1 剂，共 3 剂。

四诊（2020 年 8 月 14 日）：患者述头昏减轻，未诉眩晕发作，口苦、眼干减轻，多汗好转，偶有心烦，纳眠一般，二便正常。舌淡红，苔薄白，脉弦细。继前方加减。

【处方】

柏子仁 15g	怀牛膝 30g	钩藤 30g	刺蒺藜 12g
煅牡蛎 30g	生地黄 15g	白芍 12g	栀子 12g
枸杞子 30g	菊花 12g	丹参 30g	浮小麦 30g
五味子 12g	夜交藤 30g	甘草 6g	

用法：水煎服，每日 3 次，饭后温服，两日 1 剂，共 3 剂。

【经验总结】

本案系老年女性患者，肝肾阴虚，阴精不足，水不涵木，肝阳上亢，扰动清窍，发为眩晕。肝开窍于目，肝阳上扰，则见眼干；下元阴血亏虚，不能上乘于口，故见口干；水火不济，心肾不交，则夜寐不安。治当以补益肝肾，平肝潜阳。处方中刺蒺藜属平肝抑阳之品，其味辛、苦，性微温，小毒，归肝经，具有平肝解郁，活血祛风，明目，止痒之功效。先人云："刺蒺藜，成熟于秋而外刺坚劲，得金之坚固气，为肝之用药明矣。"蒺藜子坚劲有刺，禀阳明之金气，而金能平木，故能平抑肝阳，解郁明目。《本草崇原》云蒺藜"久服长肌肉，明目、轻身"。本案择其平肝解郁、明目之功，用以治疗肝肾阴虚阳亢之眩晕。现代相关药理研究表明，其水浸液及乙醇浸出液对麻醉动物有降压、利尿的作用；

其中的蒺藜皂苷能增加脑动脉硬化后脑缺血部位的血供，起到改善脑循环、保护缺血脑组织的作用。而临床眩晕患者中，中老年患者不在少数，心脑血管疾病发生率亦较高，易出现眩晕等伴见症状。刺蒺藜的上述作用，对于此类眩晕患者，具有一定的临床治疗意义。

【参考文献】

李宝龙，王康，曾炜，等. 蒺藜药理作用研究进展 [J]. 吉林医药学院学报，2011，32 (4)：223－225.

十、镇肝息风、滋阴潜阳法治疗眩晕

【诊疗概要】

马某，男，45 岁。

初诊（2019 年 8 月 6 日）：患者因"头晕一天"就诊。近日因饮酒过量，于就诊前晚出现头晕，前额发紧，休息后可自行缓解。今晨症状加重，测血压 160/96mmHg，遂来诊。患者体胖，面红如醉，自述头晕，前额发紧，口干苦，食欲、睡眠尚可，二便正常。嗜酒 20 年。测血压 150/95mmHg。舌质暗红，舌苔薄黄，脉弦数。

【诊疗思路】

本案患者口苦，眩晕，面红，体胖，辨为肝阳上亢证，治疗予以镇肝潜阳。方选镇肝息风汤加味。

【处方】

白芍 15g	天门冬 20g	怀牛膝 30g	龟板 12g
代赭石 30g	玄参 25g	川楝子 12g	生麦芽 6g
茵陈 25g	龙骨 30g	牡蛎 30g	炙甘草 6g
柴胡 15g	黄芩 20g	桂枝 12g	茯苓 15g
泽泻 20g			

用法：水煎服，每日 3 次，饭后温服，两日 1 剂，共 3 剂。

医嘱：忌食辛辣，禁酒。

二诊（2019 年 8 月 15 日）：面红减轻，时发头晕，困乏，口干，巅顶痛。舌质暗红，舌苔黄腻，脉弦数。血压 150/90mmHg。治以镇肝息风，温补三阴。

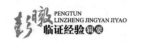
【处方】

白芍 12g	天门冬 20g	怀牛膝 30	龟板 10g
代赭石 30g	玄参 15g	川楝子 15g	生麦芽 6g
茵陈 20g	龙骨 30g	牡蛎 30g	炙甘草 10g
柴胡 15g	黄芩 15g	桂枝 15g	茯苓 30g
泽泻 20g	白术 10g	附子 6g	枸杞子 15g
菊花 30g	生姜 30g。		

用法：水煎服，每日3次，饭后温服，两日1剂，共3剂。

三诊（2019年8月27日）：服药后精神佳，面红消失，血压降低（140/90mmHg），诸症改善，精神好转，现时发头晕，余无不适。舌质暗，舌苔白，脉弦数。

【处方】

白芍 15g	天门冬 10g	怀牛膝 20g	龟板 10g
代赭石 30g	玄参 15g	川楝子 15g	生麦芽 6g
茵陈 20g	生龙骨 30g	生牡蛎 30g	炙甘草 10g
柴胡 15g	黄芩 15g	桂枝 15g	茯苓 30g
泽泻 20g	白术 10g	附子 12g	枸杞子 20g，
菊花 12g	牡丹皮 15g	栀子 12g。	

用法：水煎服，每日3次，饭后温服，两日1剂，共3剂。

四诊（2019年9月5日）：服药后血压下降（130/80mmHg），诸症改善，精神较佳，腹部胀满减轻。现时发头部轻微胀痛，大便每日3次，口干苦。舌质暗红，舌苔薄黄，脉弦数。上方加川芎20g，加大茵陈用量（30g）以清疏肝胆，行气止痛。

用法：水煎服，每日3次，饭后温服，两日1剂，共6剂。

【经验总结】

本案患者为肝阴不足，肝阳化风所致之眩晕。治以镇肝息风为主，佐以温阳利水。方用镇肝息风汤滋阴潜阳、镇肝息风，配伍柴胡、黄芩、桂枝、菊花、枸杞子疏肝清肝，茯苓、泽泻、白术、附子、生姜温补脾肾，共成标本兼治、治标为主的良方。本方用药具备治肝八法：①疏肝法：白芍、柴胡、黄芩；②柔肝法：白芍、益母草、甘草；③清肝法：茵陈、夏枯草、稀莶草；④镇肝法：龙骨、牡蛎、龟板；⑤养肝法：白芍、天门冬；⑥泻肝法：川楝子；⑦平肝法：代赭石；⑧温肝法：桂枝、川芎。由益母草、夏枯草、豨莶草、珍珠母四味药组成的经验方"三草一母汤"可养肝平肝、清肝疏肝，对于高血压的治疗效果确切。

十一、温化寒痰、疏肝健脾法治疗眩晕

【诊疗概要】

李某，女，33 岁。

初诊（2019 年 9 月 19 日）：患者因"眩晕半年"来诊。半年前无明显原因出现眩晕，甚则伴恶心欲吐，心悸，胃脘部不适；血压正常，心电图正常。常服天麻丸、氟桂利嗪等药无效。刻下眩晕，乏力，心悸，胃脘不适，口苦，面色淡黄，精神不振。舌质淡红，舌苔白厚，脉细滑。

【诊疗思路】

本案患者恶心，心悸，眩晕，胃脘不适，脉细滑，中医辨证为水饮上犯。方选真武汤合小柴胡汤。

【处方】

茯苓 40g	白芍 30g	白术 12g	柴胡 15g
枳壳 10g	炙甘草 10g	黄芩 10g	党参 15g
半夏 15g	生姜 30g	附子 10g（先煎半小时）	

用法：水煎服，每日 3 次，饭后温服，两日 1 剂，共 3 剂。

医嘱：饮食宜清淡，忌食辛辣生冷等物。

二诊（2019 年 9 月 27 日）：患者服上方后，病情大减，精神状态较前好转，眩晕明显减轻，食纳较前增加。舌质淡红，苔薄白，脉弦细。3 剂，用法同前。

三诊（2019 年 10 月 13 日）：患者就诊时精神较好，自述眩晕症状已消失，心悸、纳差等伴随症状也基本消失。舌质淡红，苔薄白，脉弦细。仍守上方继服 3 剂，以巩固疗效。用法同前。

【经验总结】

此眩晕病例乃肝、脾、肾功能失调，以肝为主的足三阴综合杂病。《素问·至真要大论》认为："诸风掉眩，皆属于肝。"因肾脾寒湿，痰湿阻滞，致水不生木，土不培木，则木郁风动，虚实夹杂。肝经郁热，脾湿肾寒，故出现头晕昏

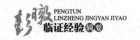

眩、乏力、心悸、胃脘不适、口苦等症。治宜温化寒痰，疏肝健脾。《伤寒论》中指出："太阳病发汗，汗出不解，其人仍发热，心下悸，头眩，身𤺥动，振振欲擗地者，真武汤主之。""病痰饮者当以温药和之"，取真武汤温阳利水；小柴胡汤疏肝健脾，肝、脾、肾功能正常则痰湿得化，虚风得除。

第四章 肝肾疾病

一、清利肝胆、理气和胃法治疗胁痛

【诊疗概要】

黄某，女，37岁。

初诊（2019年9月26日）：患者因"右胁不适5$^+$年，加重1周"来诊。5$^+$年前无明显原因出现右胁不适，胃脘部胀满不舒，纳少，嗳气，乏力，查乙肝标志物示HBsAg、抗HBe、抗HBc阳性，肝功能诸项正常，B超未发现明显异常。常服太和圣肝胶囊等药治疗均无效，近1周症状加重。现症：右胁不适胃脘部胀满不舒，纳少，嗳气，乏力，腰痛，足跟痛，油腻饮食后胃脘部胀满加重，精神不振，形体消瘦，面色晦暗，大便干，两日一行，舌质暗红，舌苔黄腻，脉弦细。查体：胃脘部有压痛，右胁叩击痛，腹部未触及包块。

【诊疗思路】

右胁疼痛多见于少阳胆经郁热，患者伴有胃脘不适，纳少乏力，为胆热扰胃。大便干结为阳明积热，腑气不通，治疗时以清胆通腑，和胃止痛。方选大柴胡汤合麻子仁丸。

【处方】

柴胡15g	黄芩10g	白芍20g	茵陈20g
连翘30g	陈皮20g	半夏15g	续断30g
炒莱菔子20g	焦三仙各15g	厚朴15g	枳实10g
大黄6g	麻子仁20g	苦杏仁10g。	

用法：水煎服，每日3次，饭后温服，两日1剂，共3剂。

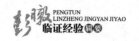
医嘱：忌劳累及进食油腻食物。

二诊（2019年10月9日）：右肋、胃脘胀满较减轻，纳食增加，嗳气消失，腰痛、足跟痛也有所减轻，大便已畅，日行1次，仍感乏力。舌质暗红，舌苔黄腻，脉弦细。肠腑已通，故上方去大黄继服。3剂，用法同前。

三诊（2019年10月17日）：患者精神尚可，胁胀愈，体力增加，胃脘胀满减轻，纳食正常，腰痛及足跟痛消失，大便日行1次。舌质淡红，舌苔薄黄，脉弦细。腰痛足跟痛消失，故上方去续断，3剂，用法同前。

四诊（2019年10月25日）：患者精神好，胃脘胀满消失，纳食尚可，二便正常，稍感乏力，余无不适。舌质淡红，舌苔薄白，脉弦细。邪去大半，当加补气药以扶正固本，上方加党参20g，3剂，用法同前。

【经验总结】

患者处于慢性乙肝迁延期，肝功能正常，但消化道症状持续存在，出现胃脘部胀满不适，纳少，嗳气，乏力。初诊时症状较重，油腻饮食后胀满加重，大便干，2日一行，且腰痛、足跟痛。患者素有肝胆郁热，脾胃虚弱有湿，疫毒内侵，致使肝胆郁热更甚，木乘土虚，脾胃不和，纳化失常，升降壅滞。初诊时因为患者郁热太重，腑气不通，故选用大柴胡汤，方中大黄清热通腑，又归经入肝，可清肝经郁热，凉血活血。而患者同时又有腰痛、足跟疼痛，说明已经波及于肾，致使肾气不足，故又加用续断补肾气，强腰健骨。服药后郁热渐去，腑气通顺，故及时去大黄以免伐津伤阳。治疗后期，邪气去而正气不足，故加用党参益气扶正，后患者体质渐佳。

二、水肿（一）

【诊疗概要】

刘某，女，74岁。

初诊（2020年4月20日）：患者因"双下肢水肿反复发作2年，复发10余天"就诊。患者自觉全身疲乏无力，口干舌燥，纳眠稍差。面色萎黄，气紧，语声低微，双下肢水肿，小便量少。舌淡，苔白润，有齿痕，脉细弱。既往西医诊断为肾病综合征，高血压病（高血压病3级）。

【诊疗思路】

本案患者全身疲乏无力，纳差少眠，下肢水肿，考虑脾虚湿盛，治疗予以健脾除湿，方选四君子汤加减。

【处方】

茯苓 12g	党参 30g	麸炒白术 12g	甘草 6g
麸炒陈皮 12g	法半夏 12g	麸炒枳壳 12g	竹茹 12g
酒丹参 30g	川木香 20g	白豆蔻 12g	郁金 12g
白芍 12g	盐补骨脂 20g	夜交藤 30g	

用法：水煎服，每日 3 次，饭后温服，两日 1 剂，共 4 剂。

二诊（2020 年 4 月 28 日）：患者四肢、眼皮轻微浮肿，小便量较前增多，仍感全身乏力。舌淡苔白，脉细弱。继前方加减。

【处方】

茯苓 12g	党参 30g	麸炒白术 12g	甘草 6g
酒大黄 4g	枸杞子 30g	酒续断 30g	醋五味子 12g
姜黄 12g	川木香 20g	白豆蔻 12g	郁金 12g
白芍 12g	盐补骨脂 20g	夜交藤 30g	

用法：水煎服，每日 3 次，饭后温服，两日 1 剂，共 4 剂。

三诊（2020 年 5 月 8 日）：患者自觉疲乏减轻，偶有呃逆，小便刺痛，颜色偏黄，全身浮肿较前缓解。舌淡苔白，脉细弱。继前方加减。

【处方】

茯苓 12g	党参 30g	麸炒白术 12g	甘草 6g
酒大黄 6g	枸杞子 30g	酒续断 30g	醋五味子 12g
姜黄 12g	盐黄柏 12g	白豆蔻 12g	萹蓄 30g
蒲公英 30g	盐补骨脂 20g	金钱草 60g	

用法：水煎服，每日 3 次，饭后温服，两日 1 剂，共 4 剂。

四诊（2020 年 5 月 18 日）：患者感午后颜面及下肢轻微浮肿，神疲乏力缓解，小便量正常。舌淡苔白，脉细。继前方加减。

【处方】

茯苓 12g	党参 30g	麸炒白术 12g	甘草 6g
酒大黄 6g	枸杞子 30g	酒续断 30g	当归 15g
姜黄 12g	淫羊藿 15g	白豆蔻 12g	石韦 30g

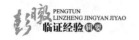

蒲公英 30g   盐补骨脂 20g

用法：水煎服，每日 3 次，饭后温服，两日 1 剂，共 6 剂。

【经验总结】

该患者西医诊断为肾病综合征，高血压病；中医辨病属于"水肿"范畴，辨证为脾肾气虚，湿浊困阻，治以健脾益肾，利水消肿。脾胃为后天之本，气血生化之源，脾胃气虚，受纳与健运乏力，则饮食减少；湿浊内生，脾胃运化不利，故大便溏薄；脾主肌肉，脾胃气虚，四肢肌肉无所禀受，故四肢乏力；气血生化不足，不能上荣于面，故见面色萎黄；脾为肺之母，脾胃一虚，肺气先绝，故见气短、语声低微；舌淡苔白、脉虚弱均为气虚之象。本案选用四君子汤加减对症治疗，方中加用半夏降逆止呕，燥湿化痰，消痞除满；竹茹清热止呕，下气消痰；酒大黄清热除湿；丹参除烦安神；补骨脂、枸杞子补肾健脾；续断补益肝肾，续筋健骨，通利血脉；淫羊藿补肾壮阳，强筋健骨，祛风除湿；白豆蔻化湿行气，温中止呕；姜黄活血行气；夜交藤养心安神通络；石韦、蒲公英利水通淋；小便刺痛加用黄柏清热利湿。本方气味平淡，无壅中之弊，药后常使尿量增加，而水肿消退。

三、水肿（二）

【诊疗概要】

刘某，男，44 岁。

初诊（2019 年 11 月 9 日）：患者西医诊断为"肝硬化失代偿期"。刻诊见脘腹胀满不能饮食，腹胀难以行动，大便不爽，3 日一行，小便量少，颜色黄赤，一般状态较差，羸瘦不支，面色黧黑，巩膜黄染，口干燥，中度腹水，腹部膨隆。舌质红，舌苔白厚而干，脉沉弦滑。B 超显示：肝脏明显缩小，脾大，位于肋下 3 横指。实验室检验显示：白细胞 3.2×10^9/L，中性粒细胞百分比 65%，淋巴细胞百分比 23%，红细胞 2.61×10^{12}/L，血红蛋白 82g/L，血小板 79×10^9/L，白蛋白 18.8g/L，谷氨酸氨基转移酶 104.2U/L，天冬氨酸氨基转氨酶 69.7U/L，总胆红素 125.2μmol/L，直接胆红素 58.3μmol/L，间接胆红素 67.9μmol/L，血清肌酐 203.6μmol/L，尿素氮 10.24mmol/L。

【诊疗思路】

本案患者辨证为肝胆血瘀，无力运化，湿邪困脾，郁而化热，水湿与邪热交互为患。

【处方】

生大黄 15g	茵陈 50g	生栀子 15g	枳实 15g
厚朴 15g	半夏 25g	泽泻 15g	陈皮 15g
黄连 15g	黄芩 15g	砂仁 10g	知母 15g
姜黄 12g	猪苓 10g	茯苓 15g	白术 20g
甘草 10g			

用法：水煎服，每日 3 次，饭后温服，两日 1 剂，共 3 剂。

二诊（2019 年 11 月 15 日）：患者复诊，自述尿量较前有所增加，腹胀较前缓解。

前方加槟榔、牵牛子各 20g，甘遂末（冲服）5g。

用法：水煎服，每日 3 次，饭后温服，两日 1 剂，共 3 剂。

三诊（2019 年 11 月 23 日）：患者自述尿量显著增加，24 小时尿量在 2500ml 左右，大便基本 1 日一行。去甘遂，改大黄为 10g，茵陈为 30g。再服药 14 剂。

患者先后服药近 30 剂，腹水基本消除，又以鳖甲煎丸之类加减，服药半年余，肝功能基本正常，可以正常工作。

【经验总结】

治疗肝硬化重症腹水、肾病综合征高度腹水、结核性腹膜炎高度腹水，中西医多方治疗无效者，用大黄、甘遂，配以枳实、厚朴、三棱、莪术、槟榔、牵牛子之类，实践证明，往往能取得满意的效果。

大量腹水，胀满严重者，一般健脾利水之剂毫无效果，然而用峻剂攻下，容易损伤患者正气，腹水消退后，腹胀减轻，腹部可以宽松于一时，但是略停药后，腹水又再度聚集，患者腹胀如故。临床上这种情况并不少见，但是大量腹水，患者腹胀难忍，此时如果不用峻剂攻下，则水无出路，病情必有急转直下的趋势，透析又存在一系列的禁忌和不良反应，因此只要辨证肝硬化患者尚未出现便血、昏迷，肾病综合征及结核性腹膜炎患者一般状态尚可，尚在可攻之时，往往当机立断，抓住有利时机，果断应用峻剂攻水，以消除其胀满。临床常将舟车丸改为汤剂，加减化裁。以甘遂、大戟、芫花攻逐腹水，临床应用

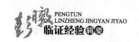
三药时，先以醋制后再入药，可以减少对胃肠道的刺激。以大黄、牵牛子荡涤胃肠实热，泻下攻积，用量多少根据患者体质强弱及蓄水轻重而定。彭老师大黄一般用量为15g，最多曾用到50g，但要注意，中病即止，适时减量。临证观察，有大量患者用药之后排出大量水样便，随后小便通利，此时再用茯苓导水汤之类健脾行气，尿量可逐渐增加，腹水也随之消除。

四、六味地黄汤治疗热淋

【诊疗概要】

阮某，男，29岁。

初诊（2020年1月21日）：患者因"尿急、尿频，伴耳鸣，手足心发热十余天"求诊。患者十多天前无明显诱因突然出现尿黄、尿频、尿急并伴有耳鸣、手足心发热等症，近来常感觉腰部酸痛，双下肢酸痛无力，口干口渴明显，喜饮冷饮，食欲较盛，大便干结。舌质红，苔黄厚腻，脉洪大。

【诊疗思路】

考虑本案患者为肾阴亏虚伴湿热下注，治疗予以补肾清热化湿。方选六味地黄丸加减。

【处方】

山茱萸 12g	熟地 12g	山药 30g	泽泻 12g
牡丹皮 12g	茯苓 12g	当归 12g	赤芍 12g
萆薢 30g	萹蓄 30g	五味子 12g	菟丝子 12g
黄柏 12g	锁阳 20g		

用法：水煎服，每日3次，饭后温服，两日1剂，共4剂。

二诊（2020年1月29日）：服用上方后，患者尿频、尿急、尿黄症状稍缓解，耳鸣，手足心发热及腰部、双下肢乏力症状无明显变化。考虑患者湿热症状较重，为患者目前的主要矛盾，予以加大除湿热力量。

【处方】

山茱萸 12g	熟地 12g	山药 30g	泽泻 12g
牡丹皮 12g	茯苓 12g	当归 12g	赤芍 12g
萆薢 30g	萹蓄 30g	木通 15g	车前子 30g

黄柏 12g   石韦 20g

用法：水煎服，每日 3 次，饭后温服，两日 1 剂，共 4 剂。

三诊（2020 年 2 月 7 日）服用上方后患者感觉与上次求诊时感觉无明显变化，继续目前治疗原则，适当调整处方。

【处方】

山茱萸 12g	熟地 12g	泽泻 12g	牡丹皮 12g
茯苓 12g	当归 12g	赤芍 12g	萆薢 30g
瞿麦 15g	木通 15g	车前子 30g	黄柏 12g
石韦 20g			

用法：水煎服，每日 3 次，饭后温服，两日 1 剂，共 4 剂。

四诊（2020 年 2 月 15 日）：患者自述服用上方后尿频、尿急症状已大部分缓解，腰部酸痛、双下肢无力症状也明显缓解。只是大便干，口干，耳鸣等症状无明显变化。上方调整为以滋补肾阴为主，清热化湿为辅。

【处方】

山茱萸 12g	熟地 12g	泽泻 12g	牡丹皮 12g
茯苓 12g	当归 12g	赤芍 12g	补骨脂 30g
瞿麦 15g	木通 15g	车前子 30g	黄柏 12g
枸杞子 25g			

用法：水煎服，每日 3 次，饭后温服，两日 1 剂，共 4 剂。

五诊（2020 年 2 月 23 日）：患者尿急、尿频症状已基本痊愈，双下肢无力、腰部酸痛症状也大部分缓解，手足心发热症状稍缓解，大便干结症状稍改善，耳鸣症状无明显变化。治疗方案不变，继续上方治疗。

【处方】

山茱萸 12g	熟地 12g	泽泻 12g	牡丹皮 12g
茯苓 12g	当归 12g	赤芍 12g	补骨脂 30g
瞿麦 15g	木通 15g	车前子 30g	黄柏 12g
枸杞子 25g			

用法：水煎服，每日 3 次，饭后温服，两日 1 剂，共 4 剂。

六诊（2020 年 3 月 3 日）：患者服用上方后，尿频、尿急症状已完全消失。双下肢无力、腰部酸痛症状基本消失。手足心发热症状基本缓解，大便干结偶有出现。耳鸣症状无明显变化。考虑患者耳鸣症状较重，时间较长，多为耳神经不可逆性损伤，建议患者停止中药治疗。注意饮食清淡，多饮水。

【经验总结】

尿频、尿急、尿黄在中医称为淋证。中医辨证多为湿热下注膀胱。治疗淋证的代表方剂为治疗下焦湿热的八正散。本案中患者在膀胱湿热典型症状存在的同时，还有肾虚症状存在，即腰背酸痛，双下肢无力。同时阴虚症状比较明显（手足心发热、耳鸣）。该患者是典型的虚实夹杂证候。治疗本案患者所选方剂为滋水清肝饮。滋水清肝饮出自《医宗己任编》，其方由六味地黄丸合逍遥散化裁而成。方中山茱萸滋补肝肾，生地滋肾益阴，山药补脾益肾，兼可固涩肾精，合五味子共达收敛肾精之功；茯苓甘补淡渗，合泽泻能泄肾与膀胱之浊热，牡丹皮入阴分而清虚热；当归、白芍补血以养肝、柔肝，合柴胡疏肝解郁；栀子清解三焦之郁火，除烦清心，诸药共奏滋肾固精、调畅肝气之功，正切中尿道综合征肾虚肝郁之病机，故收良好效果。在本案中，患者肾虚湿热症状明显，而肝郁症状尚不明显，故在运用本方时只是运用了方中滋补肾阴的药物，而减掉了方中疏肝行气的药物。患者在治疗早期以利水通淋药物来清除下焦湿热，用药有瞿麦、木通等。在治疗后期尿频、尿急症状已基本消失，但肾虚症状且比较顽固，故用药增加了补肾类的补骨脂。而患者耳鸣症状在治疗前后没有明显变化。考虑患者耳鸣为实质性病变，建议其停服中药。

五、温阳化气行水法治疗水肿

【诊疗概要】

刘某，女，46岁。

初诊（2019年8月5日）：患者因"下肢及面部浮肿1月余"来诊。患者1个月前出现面部及下肢浮肿，至某医院就诊，诊断为糖尿病肾病，经治疗效果欠佳。刻诊：患者面色白而晦暗，面部浮肿，精神欠佳，言语声低无力。下肢凹陷性水肿。活动后心慌、胸闷，头昏沉，眼干涩，视物模糊，食欲尚可，小便正常，大便干，日行1次。舌质黯，苔白润，脉滑。

【诊疗思路】

中医辨证为肾阳亏虚，水湿停聚。治法：温肾壮阳，化气行水。方选真武汤合五苓散加减。

【处方】

茯苓 30g	泽泻 20g	白芍 15g	白术 10g
附子 5g	桂枝 15g	炙甘草 10g	猪苓 20g
党参 15g	麦冬 10g	五味子 10g	陈皮 15g
苦杏仁 10g	干姜 6g	柴胡 15g	黄芩 10g

大黄 6g。

用法：水煎服，每日 3 次，饭后温服，两日 1 剂，共 3 剂。

二诊（2019 年 8 月 13 日）：患者面部浮肿消失，下肢凹陷性水肿消失，活动后心慌、胸闷消失，口渴引饮明显改善，大便干改善，日行 1 次。仍有活动后双腿疼痛，眼干涩，流泪，视物模糊。食欲尚可，小便正常。舌淡，苔白润，脉滑数。上方加炙麻黄 5g、细辛 3g、牡丹皮 15g。用法同前。

三诊（2019 年 8 月 22 日）：腿肿及面部浮肿消失，活动劳累后，腿沉困，时肿，大便日行 1 次。舌淡，苔白润，脉弦滑。上方去牡丹皮，加升麻 10g、黄芪 30g、当归 15g。3 剂，用法同前。

四诊（2019 年 8 月 30 日）：患者病情改善。劳累后下肢沉困发凉、浮肿，晨起眼干、昏蒙流泪。舌淡红，苔白润，脉细数。上方去麦冬、五味子、苦杏仁，加桂枝 3g、通草 15g、细辛 1g、黄芪 10g、干姜 5g、决明子 20g、桃仁 10g、赤芍 15g、牡丹皮 15g。5 剂，用法同前。

五诊（2019 年 9 月 13 日）：患者病情进一步改善，大便通畅，晨起右眼干涩、昏蒙。舌淡红，苔白润，脉细数。效不更方，守上方 3 剂，用法同前。

【经验总结】

本案患者肝、脾、肾功能失调，脾肾阳虚，寒水侮土，土不培木，肝失疏泄，土不制水，肾阳虚衰，气化不利，水湿潴留，泛滥肌肤，发为水肿。水之制在脾，水之主在肾，脾阳虚则湿难化，肾阳虚则水不化气而致水湿内停。同时，肾寒脾湿不能生培肝木，木遏不达不能疏泄水湿，也是水湿内停的因素之一。肾中阳气虚衰，寒水内停，水湿泛于四肢，则肢体浮肿，沉重疼痛；水气凌心，则心悸、胸闷；木郁风动则为头眩；木郁化火上炎，则眼干涩，视物模糊。治疗当以温阳化气行水为基本治法，兼顾调补三阴以治本。故用药以暖肾健脾补肝、温阳利水之真武汤为基本方。方中附子温肾助阳，以化气行水，兼暖脾土，以温运水湿；茯苓、泽泻、猪苓、白术、干姜、陈皮健脾利水渗湿；党参、麦冬、五味子益气养阴，以补气行水；柴胡、黄芩疏肝清热；生姜之温

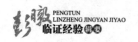

散，既助附子温阳散寒；又合苓、术宣散水湿；桂枝、白芍入肝，补肝之体，助肝之用，使肝疏泄之功条畅。

第五章 肿瘤疾病

一、鼻咽癌放疗术后

【诊疗概要】

张某某，男，68岁。

初诊（2019年5月29日）：患者因"鼻咽癌放疗术后口干1月"求诊，患者鼻咽癌放疗术后出现口干唇燥，饮水较多而口渴症状不减，口中无唾液，味觉消失，全身无力，伴头晕心慌，不欲饮食，睡眠差，大便干结，小便正常。舌质干红无苔，脉细数。

【诊疗思路】

考虑患者放疗术后真阴被伤，气阴两虚，治疗以益气养阴为主。

【处方】

沙参25g	麦冬20g	玄参25g	天门冬20g
莪术20g	五味子12g	黄芪40g	玉竹25g
灵芝12g	白人参15g	甘草6g	天花粉12g

糯稻根颗粒2袋（兑服）

用法：水煎服，每日3次，饭后温服，两日1剂，共2剂。

归脾合剂一盒：每天一支，口服。

二诊（2019年6月2日）：患者全身疲乏症状较前有所缓解，其余症状无明显变化，继续上方治疗。

【处方】

沙参25g	麦冬20g	玄参25g	天门冬20g

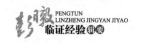
莪术 20g	五味子 12g	黄芪 50g	玉竹 25g
灵芝 12g	郁金 20g	石斛 20g	白人参 15g
甘草 6g	天花粉 12g	糯稻根颗粒 2 袋（兑服）	

用法：水煎服，每日 3 次，饭后温服，两日 1 剂，共 4 剂。

归脾合剂一盒：每天一支，口服。

三诊（2019 年 6 月 10 日）：症状无明显变化，继续上方治疗。

【处方】

沙参 25g	麦冬 20g	玄参 25g	黄精 15g
天门冬 20g	五味子 12g	黄芪 50g	桔梗 12g
玉竹 25g	灵芝 12g	白人参 15g	甘草 6g
天花粉 12g	郁金 20g	糯稻根颗粒 4 袋（兑服）	

用法：水煎服，每日 3 次，饭后温服，两日 1 剂，共 5 剂。

归脾合剂一盒：每天一支，口服。

四诊（2019 年 6 月 21 日）：患者服用上方 5 剂后，口干症状较前缓解，但全身疲乏症状缓解不明显，告知患者放疗对身体损伤较重，不容易短期恢复，建议患者应长期服用此方。

【经验总结】

由于本案患者没有坚持治疗，预后不甚明确，但在治疗过程中已经初有成效，说明辨证和用药是正确的。对于癌症放疗患者，本身体质较差，正气亏虚，恢复时间较长，在短时间内见到明显疗效是比较困难的，这就需要医生反复告知患者坚持治疗的重要性。在本案中，患者的表现以气阴两虚为主，在治疗时用了大量的养阴类药物，如沙参、麦冬、玄参、天门冬、玉竹、天花粉等，同时方中还增加了益气类的黄芪、白人参、黄精等药，其中黄芪用量较大，黄精同时具有益气养阴的功效。本方兼顾气虚和阴虚两个方面，又以益气为主，通过益气达到养阴止渴的目的。

二、非霍奇金淋巴瘤

【诊疗概要】

罗某某，男，64岁。

初诊（2020年4月1日）：患者诊断为非霍奇金淋巴瘤3$^+$年，呃逆、咽干，失眠，胃脘胀满，口苦，怕冷，精神尚可，食欲正常，大便色绿。舌质淡，苔薄白，脉数。

【诊疗思路】

本案患者辨证为气郁痰阻，痰瘀互结，治疗予以行气化痰，活血散结。

【处方】

麦冬20g	法半夏12g	甘草6g	太子参30g
干石斛20g	沙参25g	莪术12g	姜黄12g
茯苓12g	佛手12g	苏木12g	龙葵20g
蒲公英30g	半枝莲30g	冬凌草1袋（同煎）	

用法：水煎服，每日3次，饭后温服，两日1剂，共3剂。

二诊（2020年4月7日）：患者述眠差（入睡困难，易惊醒），心烦，焦虑貌，咽干，口苦，胃脘胀满感减轻。舌质淡，苔薄白，脉数。继前方加减。

【处方】

白芍12g	法半夏12g	甘草6g	太子参30g
竹叶柴胡12g	沙参25g	莪术12g	姜黄12g
茯苓12g	天门冬20g	山慈姑10g	龙葵20g
醋五味子12g	白花蛇舌草30g	冬凌草1袋（同煎）	

用法：水煎服，每日3次，饭后温服，两日1剂，共4剂。

三诊（2020年4月15日）：患者述全身乏力，睡眠较前稍有好转，多梦，易惊醒，心烦，咽干口苦。舌质淡，苔薄白，脉弦数。继前方加减。

【处方】

白芍12g	法半夏12g	黄芪30g	党参30g
竹叶柴胡12g	沙参25g	莪术12g	姜黄12g
茯苓12g	麸炒枳壳12g	山慈姑10g	龙葵20g

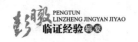
麸炒白术 12g   半枝莲 30g   冬凌草 1 袋（同煎）

用法：水煎服，每日 3 次，饭后温服，两日 1 剂，共 4 剂。

四诊（2020 年 4 月 23 日）：患者述小便频数，睡眠仍差，神疲乏力。舌质淡，苔薄白，脉弦数。继前方加减。

【处方】

白芍 12g	法半夏 12g	黄芪 30g	党参 30g
竹叶柴胡 12g	沙参 25g	莪术 12g	姜黄 12g
茯苓 12g	麸炒枳壳 12g	山慈姑 10g	龙葵 20g
麸炒白术 12g	半枝莲 30g	冬凌草 1 袋（同煎）	

用法：水煎服，每日 3 次，饭后温服，两日 1 剂，共 4 剂。

五诊（2020 年 5 月 6 日）：患者述偶有呃逆、胃胀，眠差，眼花，下肢无力，大便干结，小便频数。苔薄白，脉细数。继前方加减。

【处方】

猫爪草 15g	法半夏 12g	黄芪 30g	党参 30g
竹叶柴胡 12g	玄参 25g	莪术 12g	姜黄 12g
茯苓 12g	麦冬 20g	山慈姑 12g	龙葵 20g
麸炒白术 12g	半枝莲 30g	喜树果 1 袋（同煎）	

用法：水煎服，每日 3 次，饭后温服，两日 1 剂，共 4 剂。

【经验总结】

非霍奇金淋巴瘤（NHL）在中医中属恶核、失荣、石疽、阴疽、痰核、瘰疬等病的范畴。本病病因病机不外正虚邪实两方面，邪实除寒热之毒邪外，尚有寒痰、郁火、气血凝结等说；正虚则有脾虚、气血两虚、阴虚阳亏等。患者由于忧思郁怒伤肝，饮食不调伤脾，劳逸失节伤肾，正气受损，阴阳失衡，气血不畅，痰瘀内生，又外感寒热燥火之邪，痰瘀与寒热相搏结，遂成恶核、失荣、石疽、阴疽、痰核、瘰疬之病。古籍中对本病多辨以阴寒里虚，主温阳通结，忌清热泻火，但现代中医临床治疗多主张见热寒之，见寒热之，不必拘泥于温通一法。该患者辨证为气郁痰结，治以疏肝解郁，化痰散结。选用逍遥散合二陈汤加减。方中柴胡疏肝解郁，白芍养血柔肝，补肝体而助肝用，使气得以流行，阴血得以滋养，肝郁得以疏解；半夏辛温性燥，最善燥湿化痰，又能降逆和胃止呕；茯苓健脾渗湿，使湿无所聚，则痰无由生，是兼顾治本之法；炙甘草可佐健脾并调和诸药，兼可润肺和中；黄芪、党参补中益气、生津止渴；

沙参养阴清热，益胃生津；山慈姑消肿散结抗癌；龙葵散结消瘿瘤；白花蛇舌草清热解毒、散结消肿；姜黄活血行气，通经止痛；半枝莲清热解毒，散瘀止血，利尿消肿；莪术行气破血，消积止痛。

三、黑色素瘤切除术后体虚

【诊疗概要】

吕某，男，24 岁。

初诊（2019 年 9 月 13 日）：患者 1 月前行黑色素瘤切除术。术后医生要求 1 月后进行放化疗。但患者术后身体较虚弱，易外感，精神差，食欲差，畏寒，手足怕冷尤为明显。口干，不喜饮水。大便干结，舌质淡，苔少，脉细弱。

【诊疗思路】

考虑患者为肿瘤切除术后，正气亏虚，气血生化无源，辨证为气血亏虚，治疗予以八珍汤加减。

【处方】

党参 12g	续断 30g	薏苡仁 30g	黄芪 40g
莪术 12g	半枝莲 30g	熟地 12g	山楂 30g
当归 12g	白芍 12g	茯苓 12g	白术 12g

糯稻根颗粒 3 袋（兑服）

用法：水煎服，每日 3 次，饭后温服，两日 1 剂，共 3 剂。

医嘱：忌生冷辛辣油腻饮食。

二诊（2019 年 9 月 20 日）：服用本方药后，患者精神状况稍好转。但口干、手脚怕冷的症状无明显改善，大便仍干结。考虑患者为肿瘤切除术后，本身正气损伤较大，告知患者治疗时间较长，应做好长期服药的思想准备，不能急于一时见效。处方继续予以补气养阴，同时补肾温阳。

【处方】

党参 12g	续断 30g	薏苡仁 30g	黄芪 50g
莪术 12g	半枝莲 30g	补骨脂 12g	肉苁蓉 30g
当归 12g	白芍 12g	茯苓 12g	白术 12g

用法：水煎服，每日 3 次，饭后温服，两日 1 剂，共 3 剂。

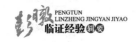

三诊（2019 年 9 月 27 日）：服用上方后，患者除大便干结症状稍缓解外，其余症状无明显变化。治疗方案不变，同时稍加大温阳之力。

【处方】

党参 12g	续断 30g	薏苡仁 30g	黄芪 60g
莪术 12g	桂枝 12g	半枝莲 30g	建曲 30g
锁阳 30g	淫羊藿 30g	肉苁蓉 30g	当归 12g
白芍 12g	茯苓 12g	白术 12g	

用法：水煎服，每日 3 次，饭后温服，两日 1 剂，共 3 剂。

四诊（2019 年 10 月 03 日）：服用上方后，患者感觉精神状况较前几日有好转，手脚怕冷症状有所减轻。患者因服用中药后有了一定的效果，信心大增，要求继续治疗，为后期放化疗做好准备。彭老师认为，患者年纪较年轻，从治疗的角度考虑应该进行放化疗，但关键需要患者的身体状况进一步改善后才适合做放化疗。治疗方案不变，继续治疗。

【处方】

党参 12g	续断 30g	薏苡仁 30g	黄芪 60g
莪术 12g	桂枝 12g	半枝莲 30g	建曲 30g
巴戟天 20g	鸡内金 20g	肉苁蓉 30g	当归 12g
白芍 12g	茯苓 12g	白术 12g	

用法：水煎服，每日 3 次，饭后温服，两日 1 剂，共 5 剂。

五诊（2019 年 10 月 14 日）：服用上方一段时间后，患者感觉精神状况和食欲都较前有明显好转，服药期间也没有出现感冒。手足怕凉症状已基本缓解，只是在气温变低时才会出现。建议患者继续服用中药治疗。

【处方】

党参 12g	续断 30g	薏苡仁 30g	黄芪 60g
莪术 12g	桂枝 12g	半枝莲 30g	建曲 30g
巴戟天 20g	鸡内金 20g	肉苁蓉 30g	当归 12g
白芍 12g	茯苓 12g	白术 12g	

用法：水煎服，每日 3 次，饭后温服，两日 1 剂，共 10 剂。

六诊（2019 年 11 月 04 日）：患者自述近一段时间服用中药后，身体状况已基本恢复到术前水平，进一步咨询医生能否进行放化疗，考虑患者虽然身体有了明显的改善，但还不是最佳状态，再考虑已临近冬季，气温较低，易外感，建议患者再服用中药调理一段时间。

【处方】

党参 20g	续断 30g	薏苡仁 30g	黄芪 60g
莪术 12g	桂枝 12g	建曲 30g	黄精 30g
肉苁蓉 30g	当归 12g	白芍 12g	茯苓 12g
白术 12g			

用法：水煎服，每日 3 次，饭后温服，两日 1 剂，共 10 剂。

【经验总结】

本案患者黑色素瘤切除术后体虚，要求改善身体状况为放化疗做准备。彭老师认为放化疗是目前治疗肿瘤、消灭癌细胞最有效的治疗方法，但本方法有利也有弊。好处是其杀死肿瘤细胞有确切的疗效，缺点是其在杀死癌细胞的同时也杀死了人体的正常细胞，因此会严重损伤人体的正气。因此，应根据肿瘤患者的身体状况选择合适的时机进行放化疗。本案患者因为年纪较轻，彭老师认为应该进行放化疗，但前提是患者的身体状况允许，这点中医有自身的优势。但一些患者认为只要一吃中药身体就会好起来，因此在第一次服用中药后没有见到疗效就放弃中医治疗。彭老师认为，补充人体的正气远远比损伤人体的正气难得多，因此患者要做好长期服药的准备。本案的患者辨证依据不多，只有精神差、手足怕冷、口干的症状，因此治疗方案更多是从辨病的角度考虑的。在此基础上对个别的症状予以对症治疗。但这些症状的改善都需要一定的时间，重在坚持治疗。

四、益气散结法治疗胃癌

【诊疗概要】

丁某某，男，66 岁。

初诊（2020 年 1 月 15 日）：患者因"发现胃癌（未手术治疗）半年"求诊。现恶心、呕吐，背痛，神疲乏力。舌淡而胖，苔白滑润，脉沉缓。

【诊疗思路】

本案患者发现胃癌后未行手术治疗，辨证为正气亏虚、痰瘀互结，治疗予以健脾除湿、化痰散结。

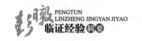

【处方】

党参 30g	麦冬 20g	麸炒白术 12g	甘草 6g
法半夏 12g	白豆蔻 12g	川木香 20g	茯苓 12g
守宫 8g	石见穿 30g	制南星 30g（先煎）	
延胡索 15g	美洲大蠊 1 袋（冲）		
黄芪 60g	酒大黄 3g		

用法：水煎服，每日 3 次，饭后温服，两日 1 剂，共 7 剂。

二诊（2020 年 2 月 1 日）：患者自觉恶心感较前缓解，吞咽有梗阻感，全身怕冷，疲乏稍缓解。舌淡而胖，苔白滑润，脉沉缓。

【处方】

党参 30g	麦冬 20g	麸炒白术 12g	甘草 6g
法半夏 12g	白豆蔻 12g	麸炒枳壳 12g	山豆根 10g
土鳖虫 12g	石见穿 30g	制南星 35g（先煎）	
延胡索 15g	冬凌草 1 袋（同煎）		
黄芪 60g	酒大黄 3g		

用法：水煎服，每日 3 次，饭后温服，两日 1 剂，共 7 剂。

三诊（2020 年 2 月 16 日）：患者仍有恶心、呕吐，呕吐胃内容物，进行性消瘦，疲乏无力，偶呃逆，全身怕冷较前减轻。舌淡而胖，苔白滑润，脉沉细。

【处方】

党参 30g	麦冬 20g	麸炒白术 12g	甘草 6g
法半夏 12g	砂仁 12g	莪术 12g	山豆根 12g
炒露蜂房 12g	石见穿 30g	制南星 35g（先煎）	
郁金 12g	喜树果 1 袋（同煎）		
黄芪 60g	酒大黄 3g	仙鹤草 30g	

用法：水煎服，每日 3 次，饭后温服，两日 1 剂，共 7 剂。

四诊（2020 年 3 月 4 日）：吞咽梗阻感减轻，呕吐稍缓解，偶有头昏、腰痛等不适。舌淡胖，苔白滑润，脉沉细。

【处方】

党参 30g	麦冬 20g	麸炒白术 12g	甘草 6g
法半夏 12g	白豆蔻 12g	莪术 12g	山豆根 12g
土鳖虫 12g	石见穿 30g	制南星 35g（先煎）	

姜黄 12g　　　　　喜树果 1 袋（同煎）

黄芪 60g　　　　　守宫 8g　　　　　仙鹤草 30g

用法：水煎服，每日 3 次，饭后温服，两日 1 剂，共 7 剂。

【经验总结】

该患者西医诊断为胃癌，中医辨为癌病（胃癌）。中医认为癌病多由于正气内虚，感受邪毒，情志怫郁，饮食损伤，宿有旧疾等因素，使脏腑功能失调，气血津液运行失常，产生气滞、血瘀、痰凝、湿浊、热毒等病理变化，蕴结于脏腑组织，相互搏结，日久渐积而成。本病辨证属脾胃虚弱、中焦虚寒，治以益气健脾，散寒除湿，方选六君子汤加减。方中以四君子汤益气健脾，脾气健运则气行湿化，以绝生痰之源；白术燥湿化痰；半夏辛温而燥，为化湿痰之要药，并善降逆和胃止呕；白豆蔻化湿行气，温中止呕，开胃消食；重用黄芪健脾补中，补气生津；制南星散结消肿；麦冬养阴生津；加用美洲大蠊、守宫、土鳖虫等虫药消癥散结；山豆根清热解毒，消肿利咽；石见穿活血化瘀，清热利湿，散结消肿；冬凌草清热解毒，活血止痛。

第六章 妇科病

一、六味地黄汤治疗月经先后不定期

【诊疗概要】

李某某，女，38 岁。

初诊（2019 年 11 月 19 日）：患者因"月经周期紊乱 5$^+$年"就诊。月经先后不定期，以推后为主，经量偏多，色红，偶有血块，情绪波动，伴面部痤疮，头面易汗出，口渴欲饮凉，纳可，入睡困难，小便调，大便干。舌红苔少，脉滑数。末次月经（Lmp）：10 月 12 日，5 天净，量偏多，色红，无痛经。

【诊疗思路】

本案患者中医诊断为月经先后不定期，辨证为肾虚肝郁证，治疗予以补肾疏肝、解郁调经。方选六味地黄丸加减。

【处方】

山茱萸 12g	熟地黄 12g	山药 30g	枸杞子 30g
怀牛膝 30g	菟丝子 12g	香附 12g	葛根 30g
路路通 30g	淫羊藿 30g	酒仙茅 12g	酒丹参 30g

用法：水煎服，每日 3 次，饭后温服，两日 1 剂，共 3 剂。

二诊（2019 年 11 月 26 日）：患者述头面汗出减少，情绪好转，下腹胀，口微苦，身微热，有月经来潮的感觉。在原方基础上调整用药。

【处方】

山茱萸 12g	熟地黄 12g	山药 30g	枸杞子 30g
怀牛膝 30g	菟丝子 12g	香附 12g	葛根 30g

| 路路通 30g | 淫羊藿 30g | 酒仙茅 12g | 酒丹参 30g |
| 川牛膝 20g | 柴胡 15g | | |

用法：水煎服，每日 3 次，饭后温服，两日 1 剂，共 3 剂。

医嘱：若月经来潮可继续服用。

三诊（2019 年 12 月 1 日）：患者月经来潮第二天，此次月经量多，色暗夹血块，情绪可，睡眠正常，无明显口干、汗出。遵原方加少量益气养血之品。

【处方】

山茱萸 12g	熟地黄 12g	山药 30g	枸杞子 30g
怀牛膝 30g	菟丝子 12g	香附 12g	葛根 30g
淫羊藿 30g	酒仙茅 12g	酒丹参 30g	党参 30g
当归 20g	白术 15g		

用法：水煎服，每日 3 次，饭后温服，两日 1 剂，共 3 剂。

医嘱：嘱患者继续调整一个月经周期，平日注意调节情绪，勿熬夜，勿过食生冷、辛辣、油腻。

【经验总结】

月经正常来潮依赖于肾气充足，肝气调和，脾气健运，经络通畅，故调经围绕肝、脾、肾、胞宫胞脉进行。此案中患者系五七之年，阳明脉渐衰，气血生化不足，肾精、肝血始亏，血海不能按时满溢；再者，水不涵木，肝疏泄失常，气机不畅，故月经时来时不来。治疗当以补肾舒肝、滋水涵木之法。方中山茱萸、熟地黄、山药、枸杞子、怀牛膝、菟丝子补肾填精，令经血化生有源，香附疏肝理气，葛根升清阳治疗口渴，路路通通行胞宫胞脉，淫羊藿、酒仙茅温补肾阳、除湿，丹参活血养血，常有"一味丹参功同四物"之说，丹参亦可凉血活血、除烦安神。全方共奏补肾疏肝、养血活血调经之效。年轻女性调经重在补肾，中年女性重在调肝，老年女性重在健脾养血摄血。此外，若月经长期不来需排除卵巢功能下降、子宫发育异常等原因，必要时应结合性激素水平、妇科彩超进行综合判断。

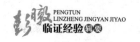

二、四逆散治疗月经先后不定期

【诊疗概要】

刘某，女，34 岁。

初诊（2019 年 10 月 17 日）：患者多产，体虚，已结扎输卵管。经期先后无定期，本次迟十日而行，行则量少二到三日即止，隔十日又复行。伴胸闷腹胀，纳谷不香，周身骨节酸楚。脉虚细而弦，舌苔薄白。

【诊疗思路】

本案患者主要表现为月经先后不定期，辨病机为肝郁脾虚，气血不调。治以疏肝理气解郁、扶土益血。

【处方】

当归 12g	川芎 12g	白芍 15g	制香附 15g
郁金 15g	枳壳 15g	合欢皮 30g	丹参 20g
巴戟天 12g	焦白术 30g	汉防己 10g	秦艽 15g

用法：水煎服，每日 3 次，饭后温服，两日 1 剂，共 3 剂。

二诊（2019 年 10 月 24 日）：用上方治疗后，患者眼干口燥，脉象虚细而数，舌质绛而苔薄黄。诊后认为多产伤肾，肾水不足以涵木，肝郁化火，阴虚内热，乃采用固肾舒肝，养血清热法。予以调整方药。

【处方】

当归 12g	白芍 12g	山萸肉 15g	女贞子 30g
玄参 15g	合欢皮 30g	制香附 15g	白术 30g
陈皮 15g	柴胡 15g	青蒿 15g	

用法：水煎服，每日 3 次，饭后温服，两日 1 剂，共 3 剂。

三诊（2019 年 11 月 1 日）：患者症状缓解大半，嘱其继续服药巩固一月后，阴虚火旺的症状自减，而经水自调。

【经验总结】

月经不定期的病因不一，但以肝郁的因素占多数，表现为月经来潮忽早忽迟，参差不一，盖肝郁能影响气血，气为血帅，气行则血行，气郁则血滞。治疗用香附、郁金、合欢皮疏肝理气，当归、川芎、白芍、丹参养血调经，使瘀滞的经水得以通畅，治疗量少而腹痛，更用白术健脾，防己、秦艽疏通经络、活血镇痛，解除因气血不调而引起的骨节酸痛。服药后经水稍调，骨节疼痛已好，而阴虚火旺的脉象显著，因患者肝血亏虚，肾水不足，因而不能涵木，肝木郁而偏亢，表现为眼干口燥，治疗以当归养血调经，白芍、山萸肉、女贞子滋补肾阴，白术、陈皮健脾胃以充气血之源，玄参养阴清热，柴胡疏肝解郁，标本并治。此病例为月经先后无定期肝郁肾虚证，肝血亏虚，肾水不足，因而肝失濡养，郁而偏亢，故治疗以滋肾养肝为主。《傅青主女科·调经》中有"经水出诸肾""肝（子）病及肾（母）相关"等理论，对本病的治疗有抛砖引玉的作用。

三、四逆散治疗月经量多、经期延长

【诊疗概要】

张某，女，21岁，未婚。

初诊（2019年10月8日）：患者述近4月来月经虽如期所至，但经量增多，经期延长，平均延长至10天左右。上次月经行于9月2日，9月12日净，此次月经行于10月3日，量多，夹有大小血块，月经色暗，痛经难忍，喜温喜按。刻诊：患者精神不佳，面部稍欠润泽，舌红，苔少，脉沉弦。

【诊疗思路】

考虑患者为寒凝血瘀，瘀阻胞脉，予四逆散加减行气化瘀、活血止血。

【处方】

柴胡 10g	白芍 15g	枳壳 15g	生甘草 15g
鸡血藤 20g	焦山楂 10g	当归 20g	白术 15g
茜草 15g	五灵脂 15g	仙鹤草 20g	党参 30g

用法：水煎服，每日3次，饭后温服，两日1剂，共3剂。

二诊（2019年10月15日）：患者月经10月11日尽，此次行经8天，痛经症状稍有好转，大便通畅，舌淡红，苔薄白，脉细。以上方为基础加入生地15g，赤芍15g。服至下次月经来潮。

【处方】

柴胡 10g	赤芍 15g	枳壳 15g	生甘草 15g

鸡血藤 20g	焦山楂 10g	当归 20g	白术 15g
茜草 15g	五灵脂 15g	仙鹤草 20g	党参 30g
生地 15g			

用法：水煎服，每日 3 次，饭后温服，两日 1 剂，共 10 剂。

三诊（2019 年 11 月 4 日）：患者述月经 11 月 3 日已至，痛经基本得以控制，月经色红，量正常。舌淡红，苔薄白。在前方基础上加入怀牛膝 20g，随访患者此次月经第 6 日即止。

【处方】

柴胡 10g	赤芍 15g	枳壳 15g	生甘草 15g
鸡血藤 20g	焦山楂 10g	当归 20g	白术 15g
茜草炭 15g	五灵脂 15g	仙鹤草 20g	党参 30g
生地 15g	怀牛膝 20g		

用法：水煎服，每日 3 次，饭后温服，两日 1 剂，共 3 剂。

【经验总结】

经期延长、月经量多的主要病机是冲任不固、经血失于制约，常见的病因有气虚、血热、血瘀。本案中患者主要表现为瘀血内停之症，胞脉不通、血不归经，使得离经之血趁势而下，表现为月经夹有血块、色暗等，瘀血阻滞、胞宫胞脉不通亦可表现为痛经，患者下腹喜温喜按，同时也兼有气虚血弱的表现。虚、瘀夹杂。彭老师在四逆散基础上加减化裁，旨在疏肝行气活血，通畅胞脉，使离经之血尽归其位。四逆散出自《伤寒论》318 条："少阴病，四逆，其人或咳、或悸、或小便不利、或腹中痛、或泄利下重者，四逆散主之。"观全方，四逆舒肝行气、活血止血，茜草炭引血归经，仙鹤草凉血止血，焦山楂助四逆散活血止血之功，党参、当归益气养血和血，诸药共奏行气通络、活血化瘀止血之功。本方抓住患者虚、热、瘀错杂的病机特点，用药精当、切中病机。《傅青主女科·调经》认为本病是血虚而不归经所致。《妇科玉尺·月经》提出"热血凝结"及"离经蓄血"可致经量过多，其特征是经血有块而腹痛。彭老师认为体质不同，经水过多的病机不同，肥人多虚寒，而瘦人多火旺。治法一是温经固涩，一是滋阴清热。二诊患者月经已尽，故需增强活血、宁血、补血之功，易白芍为赤芍，加入生地清热养阴，三诊患者月经又至，为防止阴血过多耗损，加入补益疏通之品，诸证得解。唐宗海《血证论》提出"止、消、宁、补"四法治疗血证，即"止血""消瘀""宁血""补血"，彭师也在此本案中沿袭体现，在紧扣病因病机选择主方的同时，通过药物的化裁和收涩、化瘀、凉血、补虚药的使用，结合患者的月经周期，合理用药。

四、温经汤治疗月经量多、经期延长

【诊疗概要】

廖某，女，23 岁，未婚。

初诊（2019 年 11 月 8 日）：患者近 3 月来月经量增多，经期延长，平均延长至 10 天左右。询问病史，患者平素即有少腹冷痛，手脚冰凉，月经时夹少量血块，月经期间食用生冷之物后上述症状加重。上次月经行于 10 月 2 日，10 月 12 日尽，此次月经行于 11 月 3 日，量多，夹有瘀血，月经色暗，痛经，喜温喜按，现觉膝下冷，偶有便秘。刻诊：患者精神不佳，面部稍欠润泽，舌质黯，苔薄黄，脉细涩。

【诊疗思路】

患者主要表现为经前少腹疼痛，伴手脚冰凉，遇凉加重，辨证为寒凝胞宫，治疗予以温宫散寒，益气温阳。方选温经汤加减。

【处方】

吴茱萸 15g	麦冬 15g	当归 15g	白芍 15g
川芎 15g	生晒参 15g	桂枝 15g	阿胶 15g（烊化）
牡丹皮 15g	炙甘草 6g	法半夏 12g	延胡索 12g
炒黄芩 15g	肉苁蓉 20g	续断 20g	怀牛膝 20g

用法：水煎服，每日 3 次，饭后温服，两日 1 剂，共 3 剂。

二诊（2019 年 11 月 15 日）：患者月经 11 月 11 日尽，此次行经 8 天，痛经症状稍有好转，大便通畅，舌淡红，苔薄白，脉细。上方基础上去炒黄芩、肉苁蓉、白芍，加入生地 15g，赤芍 15g。服至下次月经来潮。用法：水煎服，两日 1 剂，共 10 剂。

三诊（2019 年 12 月 4 日）：患者月经 12 月 3 日已至，痛经基本得以控制，未觉膝下冷，月经色红，量可，舌淡红，苔薄白。在温经汤基础上加入川牛膝 20g，随访患者此次月经第 6 日止。用法：水煎服，两日 1 剂，共 10 剂。

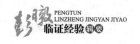
【经验总结】

经期延长多责之虚、热、瘀，本案中患者既有阳气不足之表现，如手脚冰凉、少腹冷痛等，又有瘀血内停之象，见月经夹有血块等症，同时还有苔薄黄之热象。虚寒热瘀错杂，彭老师以温经汤为基础加减治疗。温经汤出自张仲景《金匮要略·妇人杂病脉证并治第二十二》第19条："问曰：妇人年五十所，病下利数十日不止。暮即发热，少腹里急，腹满，手掌烦热，唇口干燥，何也？师曰：此病属带下。何以故？曾经半产，瘀血在少腹不去。何以知之？其证唇口干燥，故知之。当以温经汤主之。"彭老师认为温经汤的主治包含虚、寒、瘀、热，反映出来病机的因素比较复杂，所以在病机分析当中，关键是把握这种复杂病机的一个主线，冲任虚寒是它的本质，涉及下焦肝肾虚寒，肝肾阳气不足，虚寒不能固摄，血不循经，则经血过多、经期延长；阳气不足，无力推动血行则产生瘀血，瘀血内生又会导致血不循经，形成恶性循环；出血过多，阴血不足，则又产生虚热；阴液内耗，肠道失养则便秘。方中当归、川芎、白芍养血祛瘀，调理冲任；吴茱萸、桂枝温经散寒暖宫；麦冬、阿胶养血润燥止血；人参、甘草、半夏益气和胃，共奏调补冲任、养血祛瘀之功，使冲任得补，气血调和，瘀祛新生，归于脉道，则下血得止。延胡索疏肝行气，增强止痛之效；肉苁蓉补虚通便；续断、牛膝补肝肾、调血脉，此外牛膝载药下行，可照顾胞宫及膝下。综观本方，方药配伍抓住患者虚寒热瘀错杂的病机，用药精当合理。

五、归肾丸加减治疗月经后期、月经量少

【诊疗概要】

王某，女，35岁。

初诊（2019年12月28日）：患者2013年下半年起出现月经紊乱，每月两行或2~3个月一行，经量减少，色黯，夹有小血块，经期3~4天。2014年1月后，月经2~4个月一行，量更少，色褐，2天即尽，伴经期乳房胀痛，急燥易怒。2014年12月起闭经，服中药十余剂未效。2015年9月起服用西药建立人工周期，行经3次，量少，停药后月经即不来潮。患者初潮14岁，周期正常。孕3次，正产1次，人工流产1次，自然流产1次，末次怀孕于4年前。未服过避孕药。患者末次人工月经为2019年11月2日。刻下：患者形体瘦弱，怕冷，面

色白，头晕，心悸气短，纳差便溏，失眠，晨起面浮肿，入夜足肿，无白带，偶有齿衄；苔薄白，舌质略淡，脉滑无力。测基础体温为单相。

【诊疗思路】

本案患者主要表现为月经量少，经期推迟，中医诊断为闭经，辨证为肝肾不足证。治法：补益肝肾，佐以活血通经。方选归肾丸加减。

【处方】

山茱萸 15g	当归 15g	香附 15g	菟丝子 30g
女贞子 30g	枸杞子 30g	何首乌 30g	山药 30g
砂仁 6g	茜草 15g		

用法：水煎服，每日 3 次，饭后温服，两日 1 剂，共 10 剂。

二诊（2020 年 2 月 5 日）：服上方一月余，患者少腹胀，有少量白带，但基础体温未见上升，继续治以前法，加补肾之品，原方去女贞子，加淫羊藿、仙茅各 10g。

三诊（2020 年 2 月 20 日）：10 余剂后，基础体温上升至 36.6℃，白带增多，改以活血通经剂助之。药用当归 20g，川芎、淫羊藿、益母草各 15g，肉桂心 6g，桃仁、红花、生牛膝各 10g，10 剂。

复诊时，基础体温上升至 36.9℃，白带反见减少。精血复而未充，仍应补虚。治疗继续予补肾养肝、活血通经。

患者继续服药十余剂后复查，高温相持续 10 天，改用活血通经法。2020 年 4 月 26 日月经来潮，量、色正常，行经 5 天，诸症亦除。经后，上述两方交替服用，即经前通，经后补，以补为主，巩固疗效。启用 2019 年 12 月 28 日方加川芎、茺蔚子制丸常服，至 2020 年 6 月患者行经已恢复正常。

【经验总结】

患者肝肾亏损，冲任无资，血海遂枯，故月经未来潮。治疗以补肾为主，在用补肾药物的同时，可参照基础体温曲线进行方药调整，如基础体温高相上升迟缓，或高温相持续日期较短，需重用或加用补肾阳之品，通过全身调节，使卵巢功能得到恢复，使基础体温出现双相，阴道脱落细胞出现周期性变化，则月经如期而至。

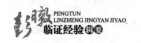

六、二仙汤加减治疗围绝经期综合征

【诊疗概要】

孙某，女，51 岁。

初诊（2019 年 9 月 12 日）：患者因"反复潮热、汗出 2$^+$ 年"就诊，就诊时已停经 1 年余。刻下：口干，潮热汗出，午后为甚，出汗以上半身为主，情绪波动明显，纳可，眠差，手足心发热，小便黄，大便干。舌质红，苔少，脉弦数。

【诊疗思路】

本案患者为停经后出现潮热汗出、心烦等绝经前后诸证。中医辨证为肝肾阴虚，治法：滋补肝肾、养阴清热。方选二仙汤加减。

【处方】

怀牛膝 30g	龙骨 30g	酒仙茅 12g	玄参 25g
天门冬 20g	白芍 12g	淫羊藿 30g	醋五味子 12g
茵陈 30g	甘草 6g	黄柏 12g	枸杞子 30g
川菊花 12g	当归 15g		

用法：水煎服，每日 3 次，饭后温服，两日 1 剂，共 3 剂。

二诊（2019 年 9 月 19 日）：患者口干、潮热汗出好转，情绪波动较明显，手足心热，眠差。

【处方】

怀牛膝 30g	龙骨 30g	酒仙茅 12g	玄参 25g
天门冬 20g	白芍 12g	淫羊藿 30g	醋五味子 12g
茵陈 30g	甘草 6g	黄柏 12g	枸杞子 30g
川菊花 12g	当归 15g	知母 15g	丹参 30g

用法：水煎服，每日 3 次，饭后温服，两日 1 剂，共 3 剂。

三诊（2019 年 9 月 26 日）：患者述口干已不明显，偶有潮热，情绪调，纳眠均较前改善。继续遵原方治疗。

【处方】

怀牛膝 30g	龙骨 30g	酒仙茅 12g	玄参 25g
天门冬 20g	白芍 12g	淫羊藿 30g	醋五味子 12g

| 茵陈 30g | 甘草 6g | 黄柏 12g | 枸杞子 30g |
| 川菊花 12g | 当归 15g | 生地 15g | 丹参 30g |

用法：水煎服，每日 3 次，饭后温服，两日 1 剂，共 3 剂。

四诊（2019 年 10 月 03 日）：患者述症状缓解大半，嘱其调节情志，适当锻炼，规律作息，顺应围绝经期体内阴阳变化，平稳度过特殊时期。

【经验总结】

绝经前后诸证发生的主要病机以肾虚为主，常见肾阴虚、肾阳虚和肾阴阳两虚，并可累及心、肝、脾，治疗方法当以滋肾补肾、平衡阴阳为主，兼顾宁心疏肝，健脾，调冲任。此医案中患者属肝肾阴虚，《素问·上古天真论》曰："女子……七七任脉虚，太冲脉衰少，天癸竭。地道不通，故形坏而无子也。"患者年过七七，肾水渐亏，虚火上炎，脏腑失养，肾水不能上济心火则心火亢盛，热扰心神，神明不安，夜间难眠；乙癸同源，若肾水不足以涵养肝木，易致肝肾阴虚、肝阳上亢，故情绪波动，心烦难安。方中怀牛膝滋补肝肾；龙骨下行，重镇上浮之虚火；玄参、天门冬滋补肺阴，金水相生，可使肾水化生有源；白芍、五味子收敛浮游之火，白芍亦可滋阴养血柔肝，五味子亦可收敛心肾、敛藏神明而安神；仙茅、淫羊藿补肾中阳气，补阳化阴，使阴生而源泉不竭；黄柏、菊花、茵陈少清虚热；当归养血柔肝；甘草调和诸药，缓和药性。全方共奏滋补肝肾、养阴清热之功，肾水充足、虚热下潜则诸证自消。

七、益气活血养血法治疗崩漏

【诊疗概要】

将某，女，15 岁。

初诊（2019 年 9 月 28 日）：患者因"阴道出血两月余，加重 2 天"求诊。患者平素月经先期，经期延长，今年 5 月 27 日因劳累月经来潮，量多如注，注射酚磺乙胺（止血敏）后，血量虽减但阴道流血未止，淋漓两月余未尽，2 天前血量开始增多，多于平素经量两倍，血色黑红，有小血块，伴头晕、心悸、乏力、懒言，腰酸肢麻；纳寐可，大便不畅，小便调。舌质淡，苔薄白，边有瘀点，脉细滑。

月经史：平素月经 7～10 天，月经周期 24～25 天，血量中等，血色暗红，

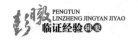

时有血块，伴腰酸腿软，无痛经，末次月经 2019 年 9 月 26 日。

辅助检查：B 超检查示子宫内膜 0.9cm，子宫附件未见异常。血常规提示血红蛋白 80g/L，血小板 $110×10^9$/L。

【诊疗思路】

本案患者主要表现月经量多，淋漓不止，经期较长。中医诊断为崩漏，因患者同时伴有头晕、心悸、乏力、懒言等，辨证为气虚血瘀，冲任不固。现代医学诊断为"青春期功能失调性子宫出血"。治法：益气养血，化瘀固冲。

【处方】

党参 15g	南沙参 15g	生黄芪 20g	白术 15g
枳壳 15g	益母草 15g	仙鹤草 15g	贯众 15g
制首乌 15g	山茱萸 15g	苎麻根 15g	马齿苋 15g
煅龙骨 30g	煅牡蛎 30g		

用法：水煎服，每日 3 次，饭后温服，两日 1 剂，共 3 剂。

二诊（2019 年 10 月 3 日）：药后经量减半，余症均好转，舌质淡，舌苔薄，边有瘀点及齿痕，脉细滑。宗前法增易。上方去苎麻根，加炒蒲黄 12g。

三诊（2019 年 10 月 10 日）：药后阴道流血已止，诸症俱大为好转。舌质淡红，舌苔薄，边有齿痕，脉细滑。再拟处方和养调理。

【处方】

党参 15g	南沙参 15g	生黄芪 20g	白术 15g
茯苓 15g	白芍 15g	女贞子 15g	制首乌 15g
山茱萸 15g	枸杞子 15g	黄精 15g	煅龙骨 30g
煅牡蛎 30g	川续断 15g	桑寄生 15g	

用法：水煎服，每日 3 次，饭后温服，两日 1 剂，共 3 剂。

守上方随症加减 2 个月余，患者复查 B 超显示子宫附件未见异常，查血红蛋白 100g/L。随访 3 个月，经期已恢复，每 26～30 天一行，经量中等，经期 6 天。基础体温呈不典型双相。

【经验总结】

分析本病历特点：患者女性，15 岁，阴道出血两月余，加重 2 天；B 超检查示子宫内膜 0.9cm，子宫附件未见异常；查血红蛋白 80g/L，血小板 $110×10^9$/L。根据四诊辨为崩漏（气虚夹瘀）。患者因崩漏阴道反复流血不止两月余，"数伤于血"，气血损耗，冲任失固。再加上女性常处于"不足于血"的状态，需益气以复其能、滋血以增其质、固涩以固冲任。急则治其标，故治疗以益气养血、化瘀固冲为主。方中以党参、黄芪、南沙参补气摄血、生血，且补而不燥；白术、枳壳二药配伍，取《妇科玉尺》束胎丸固冲任之意，可益气缩宫止血；制首乌、山茱萸滋肾养血；炒蒲黄化瘀止血；煅龙骨、煅牡蛎收敛固涩止血；益母草、贯众能活血凉血止血；仙鹤草、苎麻根、马齿苋能清热凉血、收敛止血。二诊患者经量减半，因经血中有小血块，舌有瘀点，瘀血不去，新血不能归经，故去苎麻根，加炒蒲黄加强化瘀止血之功，以防残瘀留滞，免除后患。三诊出血已止，缓则治其本，再拟和养调理。方中党参、黄芪、南沙参补气、摄血、生血，且补而不燥；白术、茯苓健脾益气；白芍养血止血；女贞子、制首乌、枸杞子、山萸肉、黄精滋肾阴、养气血。川续断、桑寄生补肾治本。

崩漏一病辨证，有寒、热、虚、实之异。其主症是出血，出血期当根据出血的量、色、质，初辨寒、热、虚、实，再结合全身症状、舌脉及相关检查进行辨证。非出血期主要根据全身症状、舌脉及相关检查进行辨证。崩漏的治疗，应本着"急则治其标、缓则治其本"的原则，灵活掌握和运用"涩流、澄源、复旧"的治崩三法。本例为青春期患者，多属肾气不足，以补肾为主，帮助其建立正常的月经周期。

八、调肝固冲法治疗崩漏

【诊疗概要】

卢某，女，39 岁，已婚。

初诊（2019 年 11 月 12 日）：患者婚后顺产一胎，人流一次。2009 年流产后放置节育环。此后或经水淋漓不尽，或带下异常。2015 年取环并行诊刮，病情未见好转，2 个正常月经周期后，又因阴道反复流血，时多时少，再行诊刮，诊刮后可以正常 2 个月经周期，至今已行诊刮 3 次。诊刮病理提示："子宫内膜增殖期改变"。末次月经 10 月 25 日，淋漓至今未尽，量或多或少，色红，或寒或热，伴腰酸，腹痛时有时无，纳可，便调。舌质暗红，苔薄腻，脉弦细数。

【诊疗思路】

本案患者阴道反复出血，伴有腰酸、腹痛。中医诊断为崩漏，辨证为肾气不固，肝郁化热，冲任失调，迫血妄行。治法：舒肝养血以息风，补肾滋脾调冲任。

【处方】

熟地 20g	白芍 15g	当归 20g	川芎 10g
党参 15g	白术 15g	牡丹皮 10g	银柴胡 10g
炒蒲黄 10g（包煎）	仙鹤草 15g	棕榈炭 10g	大蓟 10g
小蓟 10g	三七粉 3g（冲服）		

用法：水煎服，两日 1 剂，共 3 剂，阴道出血止，再服 3 剂后复诊。

二诊（2019 年 12 月 1 日）：服药 3 天后阴道出血止，烦躁，神疲，肢软乏力。舌质红，苔薄腻，脉弦细。仍属肝旺气虚，治宜清肝益气，固冲任。上方加女贞子 12g，墨旱莲 15g，桑螵蛸、海螵蛸各 12g，怀山药 15g，太子参 15g，生牡蛎（先煎）30g，7 剂，用法同前。

三诊（2020 年 1 月 2 日）：月经 12 月 25 日始，6 天尽。月经干净后右腹作胀不适，足底心热，大便调。舌质暗红，苔薄腻，脉沉细软。患者病情好转，治宗原法。原方稍做加减，3 剂。以后基本以原法调治，1 月 27 日经水仍如期至，经期 6 天。经后再重复调治，经水已一年正常。

【经验总结】

患者上环多年，子宫内膜受损，加之近年多次诊刮损伤胞宫胞脉，冲任固摄失司，以致经事淋漓难止，数度漏下。营血已亏，冲任二脉隶于肝肾，肝血不足，血海无余，经水遂闭阻不行。肾气虚弱不复，难任封藏之职，经水即淋漓不止，症情缠绵 3 载，血脉久损。初诊时月经淋漓近 2 个月未止，伴急躁、腰酸等症，故以四物养血和血，益肝肾，调冲任，以治本；牡丹皮、银柴胡疏肝化郁清热，党参、白术益气健脾；炒蒲黄、仙鹤草、棕榈炭、大小蓟凉血止血；三七粉化瘀止血不留瘀。久漏须于养血平肝清热中寓行瘀之道，祛瘀生新为其治。二诊塞流已效，澄源复旧乃为至要，于是加女贞子、墨旱莲、桑螵蛸、海螵蛸滋养肾水，使其能尽封藏之职，怀山药、太子参补脾益肾，以后天养先天，调治后经水如常。

九、四逆散治疗痛经

【诊疗概要】

王某，女，32岁。

初诊（2019年10月16日）：患者因"痛经10余年，明显加重2年，伴腰酸带下量多2个月"求诊。患者近两年痛经，每在行经前1周出现急躁易怒，乳胀不能触衣，同房疼痛，伴腰痛如折，带下量多，小腹坠胀，经来腹泻，伴恶心、呕吐，晕厥两次。每次服止痛药才可缓解。辅助检查：B超提示双侧卵巢巧克力囊肿。既往月经周期规律，末次月经10月12日，舌黯，苔薄白，脉弦细。

【诊疗思路】

本案患者主要表现为痛经，经前易怒，腰痛，行经小腹坠胀，甚则恶心呕吐、晕厥。中医诊断为痛经，辨证为肝郁气滞，脾虚湿盛，瘀阻胞络。治法：疏肝理气，健脾利湿，活血化瘀，散结止痛。

【处方】

柴胡15g	郁金12g	制香附12g	当归15g
白芍15g	川芎10g	没药10g	延胡索15g
肉桂6g	五灵脂10g（包煎）		生蒲黄10g（包煎）
半夏10g	炒栀子6g	牡丹皮15g	黄芩15g

医嘱：服药期间仍疼痛难忍时可口服止痛药。

用法：水煎服，两日1剂，每日3次，共3剂，月经前一周服用。

二诊（2019年11月12日）：月经11月11日晚来潮，服用中药及止痛药一次，乳房胀痛消失，经色暗，血块大，小腹胀痛明显减轻，伴腰酸，恶心，怕冷。带下量明显减少，继于理气活血，散结止痛。

【处方】

柴胡10g	当归10g	赤芍10g	川芎6g
小茴香6g	肉桂6g	制香附10g	竹茹10g
川续断10g	桃仁10g	红花10g	三棱6g
莪术6g	生甘草6g		

用法：水煎服，每日3次，饭后温服，两日1剂，共3剂。

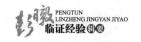
三诊（2019 年 12 月 18 日）：月经 12 月 12 日来潮，经期 6 天，腹痛明显减轻，经前可以正常进行性生活，带下量、色正常，便干。舌黯红，苔薄黄，脉弦细。继予疏肝健脾，活血消瘀。

【处方】

制香附 10g	郁金 10g	北沙参 15g	茯苓 10g
陈皮 10g	当归 10g	白芍 10g	生地黄 10g
川芎 6g	五灵脂 10g（包煎）		生蒲黄 6g（包煎）
山药 10g	鸡内金 10g	葛根 15g	延胡索 10g
生白术 6g			

用法：水煎服，每日 3 次，饭后温服，两日 1 剂，共 3 剂。

带下病愈后，嘱其每于经前一周服用中药调理，痛经得到控制，可以不用西药，因患者双侧巧克力囊肿仍存在，继续使中医保守治疗。

【经验总结】

本例患者患病日久，双侧卵巢巧克力囊肿、痛经严重均为子宫内膜异位症所致。月经前乳房胀痛，伴腰痛如折，小腹坠胀，经来腹痛加剧，带下量多，恶心、呕吐，昏厥等为肝郁气滞，脾虚湿盛，瘀阻胞宫胞络的表现。治以疏肝理气，健脾利湿，活血化瘀，散结止痛，配合口服止痛药，意在消除患者痛经及恐惧感。二诊腹痛明显减轻，带下已愈，仍有经色暗伴血块多，继续疏肝理气，加强化瘀散结止痛之功，药用桃仁、红花、三棱、莪术。继续治疗半年后，痛经得到控制，结节及巧克力囊肿也得到明显改善。

十、知柏地黄汤治疗抗精子抗体阳性之不孕症

【诊疗概要】

王某，女，35 岁。

初诊（2019 年 12 月 17 日）：因"未避孕未孕 2 年，发现抗精子抗体阳性 1[+]年"就诊。刻下：身微热，口干，纳差，眠可，肢体困倦，腰酸腰痛，偶有头晕，二便调；舌淡红，苔厚，脉弦滑。Lmp：2019 年 12 月 3 日，经期 5 天，色红，量中等，伴少量血块，无痛经。

【诊疗思路】

本案患者婚后不孕，临床症见腰痛、困倦。现代医学诊断为不孕症－抗精子抗体阳性，中医辨证为肝肾阴虚夹湿证。治法：滋补肝肾，清热除湿。

【处方】

山茱萸 12g	生地黄 15g	山药 30g	泽泻 12g
牡丹皮 12g	茯苓 12g	当归 20g	莪术 12g
土茯苓 30g	黄柏 12g	苍术 12g	郁金 12g
补骨脂 20g	菟丝子 15g	枸杞子 30g	

用法：水煎服，每日 3 次，饭后温服，两日 1 剂，共 3 剂。

二诊（2019 年 12 月 23 日）：患者服药后口干好转，胃纳较前增加，继以前方加减。

【处方】

山茱萸 12g	生地黄 15g	山药 30g	泽泻 12g
牡丹皮 12g	茯苓 12g	当归 20g	莪术 12g
土茯苓 30g	黄柏 12g	苍术 12g	郁金 12g
补骨脂 20g	菟丝子 15g	枸杞子 30g	知母 15g

用法：水煎服，每日 3 次，饭后温服，两日 1 剂，共 3 剂。

三诊（2020 年 01 月 03 日）：经期来潮第一天，原方减少清热药物，加适量补气药，以免闭门留寇。

【处方】

山茱萸 12g	生地黄 15g	山药 30g	泽泻 12g
牡丹皮 12g	茯苓 12g	当归 20g	川芎 12g
黄芪 30g	苍术 12g	郁金 12g	白术 15g
补骨脂 20g	菟丝子 15g	枸杞子 30g	

用法：水煎服，每日 3 次，饭后温服，两日 1 剂，共 3 剂。

经期以疏肝健脾、补气养血为主，平素仍以"知柏地黄汤"加减"抑阳扶阴"，调节免疫，嘱其同房时暂用物理避孕法，避免接触男方生殖细胞，以上述方法调理半年后复查抗精子抗体数值较前下降一大半，继续调理两月后成功受孕。

【经验总结】

此案例中患者抗精子抗体阳性属于免疫异常导致的不孕。近年来，临床研

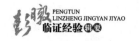

究中此类患者较前有所增加。中医认为，"阴主静，阳主动"，西医所述免疫异常导致的不孕均可归属为"阳亢"的范畴，即阳盛阴虚，表现出功能相对亢进的状态，故治疗当以滋阴清热养阴为主，注意顾护阴液，克制相对亢进的一方。在此案中，患者表现为肝肾阴虚，故治疗以知柏地黄丸为主方，方中六味地黄丸"三补三泄"，黄柏清热燥湿，当归养肝血，现代药理研究表明莪术可调节免疫功能，土茯苓、苍术除下焦湿，郁金清热凉血，补骨脂、菟丝子、枸杞子补肾填精。肾主生殖，故用药不可损耗肾气，应注意顾护肾的正常生理功能。全方共奏补益肝肾、清热除湿、调节免疫之功效。

十一、四逆四君加减治疗不孕症

【诊疗概要】

刘某，女，26岁。

初诊（2019年9月17日）：患者因"停经4个月，未避孕亦未妊娠2年余"就诊。患者初潮14岁，经期5天，月经周期30天，量色正常。3年前结婚，婚后不久人流一次，现未避孕2年，一直未妊娠。患者盼子心切，精神紧张，婆媳为此不和，因大怒，月经4个月不潮。末次月经2019年5月10日，经期3天。患者平素个性乖僻，少语，烦躁易怒，两胁胀满，乏力，多梦，纳差，大便时干时溏。舌质淡红，苔白，脉弦细。B超检查未见异常，尿HCG（－）。

【诊疗思路】

本案患者因不孕求诊，同时伴有月经不调，近来停经四月而未孕。中医诊断为不孕症、闭经。其临床主要表现为易怒，胁痛。中医辨证为肝郁不舒、心脾两虚。治法：疏肝健脾，养血行经。

【处方】

柴胡 15g	当归 15g	白芍 15g	茯苓 15g
白术 15g	柏子仁 15g	茺蔚子 10g	炒薄荷 6g（后下）
鸡血藤 12g	郁金 10g	川楝子 10g	制香附 10g
生甘草 6g			

用法：水煎服，每日3次，饭后温服，两日1剂，共6剂。

二诊（2019年9月24日）：患者服药后两胁胀痛、烦躁易怒明显减轻，多梦乏力未除，纳食不香。舌质淡，苔白，脉细。上方加党参 15g，合欢皮 15g，鸡内金 10g，远志 6g，再进 10 剂。用法同前。

三诊（2019 年 10 月 8 日）：患者诸症均减轻，小腹隐隐作痛，似有来月经之兆，再查尿 HCG（－），于原方中加益母草 15g，川牛膝 12g，去薄荷，再进 3 剂，月经来潮，量中，色红，4 天尽。继用四逆四君方加减治疗，并加以心理疏导，患者月经渐渐恢复正常，后育一健康男婴。

【经验总结】

患者盼子心切，婆媳不和，加之个性乖僻，其心情抑郁可知。肝郁伤及脾胃，化源日少，冲任不滋，血海空虚，后大怒伤及气血，冲任失和，故经闭不行。彭老师首先抓住"肝郁""脾虚"的病机，治以疏肝养血、健脾行气之四逆四君，并加以心理疏导，使患者减少焦虑，肝气得疏，脾气得键，心神得安，经血得下。患者本次闭经 4 个月为一过性下丘脑—垂体—卵巢功能失调，由精神因素引起，经过调理恢复正常，说明疏肝解郁、调理心脾可调节性腺轴的功能。患者胸满不思食，为肝气郁滞克脾（胃气）之象，可进一步导致心神难安，冲任不调，因而受孕困难。治疗予四逆四君加减化裁，以疏肝养血，健脾行气为主，以和气血，调冲任，旺精气，故孕子成功。

十二、寿胎丸治疗先兆流产

【诊疗概要】

李某，女，32 岁。

初诊（2019 年 10 月 10 日）：患者因"停经 42 天，腰酸、小腹隐痛 2 天"就诊。患者平素月经规律，经期 4～5 天，月经周期 30 天，量中等，无痛经，末次月经 2019 年 8 月 29 日。停经 38 天时自查尿妊娠试验阳性。近两天因工作劳累而腰脊酸痛、小腹隐痛，恶心，不吐，带下量多，纳寐可，二便调。舌淡红，苔薄白，脉细滑。辅助检查：雌二醇（E_2）230pg/ml；孕酮（P）22pg/ml；人绒毛膜促性腺激素（HCG）3330mIU/ml。

经孕产史：平素月经规律，经期 4～5 天，月经周期 30 天，量中，无痛经，末次月经 2019 年 8 月 29 日。结婚 8 年，自然流产 4 次，末次流产 2018 年 1 月。未生育。

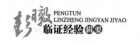
【诊疗思路】

本案患者主要表现为胎动不安，多次流产。目前诊断：胎动不安；滑胎。中医辨证：肾气不足，冲任不固。治法：补益肾气，固摄安胎。

【处方】

川续断 15g	炒杜仲 15g	桑寄生 15g	炙狗脊 15g
白术 15g	党参 15g	菟丝子 15g	阿胶珠 15g
黄精 15g	山茱萸 15g	白芍 15g	生黄芪 15g
紫苏梗 12g	生甘草 6g	砂仁 6g	

用法：水煎服，每日 3 次，饭后温服，两日 1 剂，共 10 剂。

二诊（2019 年 10 月 24 日）：10 剂后，患者腰脊酸痛、小腹隐痛明显减轻，晨起呕恶，二便调。舌淡红，苔白，脉细滑。辅助检查：E_2 850pg/ml；P 28ng/ml；HCG 46200mIU/ml。

【处方】

川续断 15g	炒杜仲 15g	桑寄生 15g	白术 15g
党参 20g	菟丝子 15g	阿胶 15g（烊化）	怀山药 30g
姜竹茹 15g	白芍 15g	生黄芪 15g	莲房炭 15g
紫苏梗 12g	砂仁 6g（后下）	生甘草 6g	

用法：水煎服，每日 3 次，饭后温服，两日 1 剂，共 14 剂。

三诊（2019 年 11 月 4 日）：孕 66 天。14 剂后，诸症基本消失，纳寐可，恶心，二便调。舌淡红，苔薄白，脉细滑。辅助检查：E_2 1446pg/ml；P36ng/ml；HCG 103000mIU/ml。B 超检查：子宫 6.5cm×5.7cm×5.6cm，孕囊 2.5cm×2.7cm×3.0cm，可见胎心。

嘱其继续服上方 14 剂，以巩固疗效。

【经验总结】

分析本病例特点：患者女性，停经 42 天，腰酸、小腹隐痛 2 天；自查尿妊娠试验阳性。辅助检查提示 E_2 230pg/ml，P 22pg/ml，HCG 3330mIU/ml。根据四诊，辨证为肾气不足、冲任不固。肾主生殖，肾主胞胎，补肾安胎法是中医的传统治法。患者屡孕屡堕，现停经 42 天，腰脊酸痛、小腹隐痛，此乃肾气不足、胎元受损之象。胞系于肾，胎成于精，精由血化，秉承元气，保精始能保胎，精亏难以妊育。滑胎之因或为先天不足，受损于肾气，以致不能荫胞系胞，或脾虚中气亏损，化源匮乏，以致不能摄养胎元。方中桑寄生、川续断、炒杜仲、狗脊、山茱萸多味补肾之品固肾壮腰以系胎；菟丝子补益肾精，固摄冲任，肾旺自能荫胎；阿胶珠养血止血安胎；党参、白术、生黄芪健脾益气，是以后天养先天，生化气血以化精；白芍、生甘草缓急止痛；紫苏梗、砂仁理气和中安胎；莲房炭固摄止血，补脾安胎。诸药合用，共奏补肾健脾、益气固摄安胎之效。中医滑胎即西医复发性流产。据报道，母－胎同种免疫识别低下或识别过度、识别紊乱是导致反复流产的三种因素。中医采用天然药物防治自然流产具有明显优势，中医药着重于整体调节，疗效肯定，无明显不良反应，安全、简便。患者屡孕屡堕，自然流产4次，为复发性流产，临床上需考虑夫妇男女双方的诸多问题，在排除器质性病变后，采用中医药保胎。临诊时，对待屡孕屡堕的患者，在孕前应嘱其加强检查及调理，以防出现再次流产。

第七章　儿科病

一、小儿慢性咳嗽（一）

【诊疗概要】

杨某某，男，3 岁 4 个月。

初诊（2019 年 3 月 21 日）：患儿因"咳嗽 1 月"就诊。患儿于就诊前 1 个月开始出现鼻塞流浊涕，阵发性咳嗽，咳嗽剧烈，无痰，活动后咳嗽明显，在当地诊所就诊，予口服消炎药等西药治疗，鼻塞流涕减轻，仍反复咳嗽，为阵发刺激性咳嗽，白昼明显，咳嗽剧烈，夜间偶发，伴喉中痰响，痰不易咯出，无发热、畏寒，无呕吐。咽红，无咽痛，汗多，活动后明显，无喘息气紧。饮食较平时减少，大便干。舌红，苔黄腻，脉滑数。

【诊疗思路】

彭老师诊治后指出辨证要点：患儿外感后反复咳嗽，闻及喉中痰响，痰不易咯出，咽红，大便干，舌红，苔黄腻，脉滑数。西医诊断：慢性咳嗽。中医诊断：咳嗽，痰湿阻肺证。治以宣肺化痰。

【处方】

黄芩 10g	鱼腥草 15g	蜜麻黄 5g	苦杏仁 10g
枳壳 10g	桔梗 10g	矮地茶 15g	射干 10g
蜜紫菀 10g	虎杖 10g	炒山楂 10g	甘草 3g
蒲公英 15g			

用法：水煎服，每日 3 次，饭后温服，两日 1 剂，共 2 剂。

二诊（2019 年 3 月 25 日）：患儿咳嗽无明显缓解，晨起咯少量黄痰，咽红，无咽痛，鼻干，舌红略干，苔薄黄，脉滑数。

【处方】

黄芩 10g	金荞麦 12g	蜜麻黄 5g	苦杏仁 10g
胆南星 8g	桔梗 10g	矮地茶 15g	蜜紫菀 10g
虎杖 10g	石菖蒲 10g	甘草 3g	蒲公英 15g

用法：水煎服，每日 3 次，饭后温服，两日 1 剂，共 3 剂。

三诊（2019 年 3 月 29 日）：患儿咳嗽较前减轻，白昼阵发性咳嗽，咯血痰。舌尖边红，苔薄白，脉滑。

【处方】

黄芩 10g	南沙参 10g	蜜麻黄 5g	苦杏仁 10g
炒山楂 10g	天花粉 10g	矮地茶 15g	陈皮 10g
虎杖 10g	石菖蒲 10g	甘草 3g	蒲公英 15g
麦冬 6g			

用法：水煎服，每日 3 次，饭后温服，两日 1 剂，共 3 剂。

【经验总结】

彭老师认为，小儿脏腑娇嫩，形气未充，五脏六腑成而未全，肺气不足，腠理不固，加上小儿冷暖不知自调，感受外邪，或从口鼻，或从皮毛，致肺失宣肃，则发咳嗽。因小儿为"纯阳之体"，外感邪气易从阳化热，病情传变较快，又常常呈现"易虚易实""易寒易热"的特点。小儿肺系疾病发病初期主要表现为实证、热证，病情反复发作或病程较长后，又多虚实夹杂、寒热互见，这与小儿特有的生理病理特点密切相关。外感多以风邪为先导，风为阳邪，化热迅速，肺热盛则易炼液为痰。同时，小儿脾胃娇弱，易被饮食、药物所伤，膏粱厚味等滋腻饮食摄入过多，或小儿饮食不知自节，过量饮食导致脾胃损伤，或服用过于寒凉的药物，寒凉伤脾，致水谷不能运化，水湿停滞聚为痰浊，一方面随气上升犯肺，阻塞气道，与外邪相搏，致咳嗽发作或加重病情，另一方面，脾失健运，无以供养肺气，痰浊停滞，郁而化火，熏灼肠道和肺金，则肺气更虚，肺金不降，气机升降失调，则咳嗽不止。小儿脾胃薄弱，感邪后容易出现脾失健运，酿生痰湿。"脾为生痰之源，肺为储痰之器"，所生痰浊上储于肺，壅阻气道，风痰互结，外邪内伤长期并存，则易导致咳嗽缠绵难愈。凡小儿呼吸道感染后久咳不愈者，多因脾失健运，痰湿内生，壅阻气道，以致肺气宣肃无权，而致咳喘反复发作。痰饮因肺脾失调而生，是导致咳嗽缠绵难愈的主要原

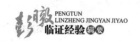
因。故当从脾论治，脾健则痰化，咳喘自止。目前现代医学对于小儿慢性咳嗽的治疗，多采取抗感染，抗病毒，抗过敏，化痰解痉止咳等方案，临床疗效不甚理想。同时西药的长期使用，对小儿胃肠道不良反应较为明显，患儿易出现消化不良，大便异常等症状。针对小儿慢性咳嗽的特点，彭老师提出治疗当以"宣肺运脾，疏风祛痰"为法，内外同治，标本兼顾，疏散外邪的同时，注重调畅肺气、清解肺热和运脾化痰。因小儿咳嗽病因复杂，症候不一，多寒热虚实夹杂，因而治疗小儿咳嗽应当辨证施治，灵活组方，治肺的同时注意顾护脾胃，用药上宣发与肃降药物配伍，必要时可温清补泄并用，因证施治，不拘泥于一法一方，遣方用药随症加减，以取得良好的疗效。对风寒闭肺而生郁热者予麻黄绒、荆芥等宣表开郁，不宜过用寒凉之品以免导致寒凝经脉，闭门留寇。而肺热炽盛者可伤津耗气，炼液生痰，化腐成脓，治宜用牛蒡子、连翘清凉透表，鱼腥草、蒲公英清热排脓，若痰郁化热，肺热下移于大肠而致咯黄痰、大便干结，则需用祛痰、通腑、泻火、导滞等方法加强清热之力。该病例患儿外感风寒后失治，风寒表邪不解，肺气闭郁化热，炼液为痰，痰湿阻肺，肺气上逆为咳。初诊时咳嗽剧烈，咳嗽时喉中痰声明显，四诊合参，辨证为痰湿阻肺，治以宣肺化痰，方中以麻黄、苦杏仁、桔梗宣降肺气，射干、虎杖、黄芩、鱼腥草、蒲公英清解肺热，紫菀润肺化痰，枳壳、矮地茶祛风化痰，甘草调和诸药，全方共奏宣肺化痰之功。二诊时患儿痰郁化热证候加重，四诊合参，辨证为痰热壅肺。以金荞麦、胆南星清热化痰，麻黄、苦杏仁、桔梗宣降肺气，射干清热利咽，紫菀润肺化痰，矮地茶祛风化痰，石菖蒲豁痰开窍，黄芩、虎杖、蒲公英清肺热，甘草调和诸药。三诊时患儿咳嗽减轻，痰热已去，但久咳后伴肺气肺阴不足，脾虚气滞，四诊和参，辨证为痰湿阻肺。治以宣肺化痰。方中以麻黄、苦杏仁宣降肺气，虎杖、黄芩、蒲公英清解余热，沙参、麦冬、天花粉益气养阴，陈皮、山楂去除中焦积滞，石菖蒲豁痰开窍，矮地茶祛风化痰，甘草调和诸药。本病案患儿为外邪流连于肺，炼液为痰，痰热互结，壅塞于肺，肺气不宣，致喘咳反复。故治疗宜清热化痰，宣肺平喘。痰湿既为病理产物，又与热相结成为新的致咳因素，服药后痰热已好转，再以清热润肺，宣肺止咳善后，故取得较好的疗效。

二、小儿慢性咳嗽（二）

【诊疗概要】

曾某某，男，4岁4个月。

初诊（2019年12月3日）：患儿因"反复咳嗽2¯月"就诊。患儿于2019年10月开始感冒后出现反复咳嗽，喉中痰响，晨起流涕，夜间鼻塞，当地医院诊断为鼻窦炎，口服中西药治疗有时可稍缓解，但易反复。近一周咳嗽加重，咽痒即咳，晨起时咯黄黏痰，量多，易咯出，鼻塞流涕，鼻涕黄白，无喘息气紧。饮食正常，大便干，舌红苔黄腻，脉滑数。

【诊疗思路】

彭老师诊治后指出：患儿外感后反复鼻塞、咳嗽，痰多色黄，咽红，大便干；舌红，苔黄腻，脉滑数。证属痰热阻肺。

【处方】

黄芩 10g	矮地茶 15g	鹅不食草 6g	桔梗 10g
蜜紫菀 10g	射干 10g	蜜麻黄 5g	石膏 12g
苦杏仁 10g	炒苍耳子 8g	虎杖 10g	甘草 3g
蒲公英 15g			

用法：水煎服，每日3次，饭后温服，两日1剂，共2剂。

二诊（2019年12月10日）：患儿晨起咯痰减少，咳嗽较前减轻，晨起时流浊涕，鼻塞，咽红，无咽痛，纳稍差；舌红，苔白腻，脉滑。

【处方】

黄芩 10g	鱼腥草 15g	鹅不食草 6g	桔梗 10g
蜜紫菀 10g	射干 10g	蜜麻黄 5g	炒山楂 10g
苦杏仁 10g	炒苍耳子 8g	虎杖 10g	甘草 3g
蒲公英 15g			

用法：水煎服，每日3次，饭后温服，两日1剂，共2剂。

三诊（2019年12月19日）：患儿服药后咳嗽减轻，2天前再次感冒后出现咽痛，发热，测体温38.7℃，咳嗽加重，在当地医院输液治疗1天后未再发热，今日就诊症见咳嗽，痰多，色黄白，晨起流涕，鼻塞不甚，颜面红，咽红肿；

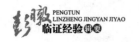

舌红，苔薄黄，脉滑数。

【处方】

黄芩 10g	板蓝根 12g	麻黄 5g	桔梗 10g
青蒿 10g	射干 10g	石膏 12g	炒山楂 10g
苦杏仁 10g	连翘 10g	虎杖 10g	甘草 3g
蒲公英 15g			

用法：水煎服，每日 3 次，饭后温服，两日 1 剂，共 3 剂。

四诊（2019 年 12 月 23 日）：患儿咳嗽减轻，白昼呈阵发性咳嗽，痰白量少，咽红，咽喉不利，纳稍差；舌红，苔薄白，脉滑。

【处方】

黄芩 10g	金荞麦 12g	麻黄 5g	桔梗 10g
蜜紫菀 10g	射干 10g	矮地茶 15g	炒山楂 10g
苦杏仁 10g	连翘 10g	虎杖 10g	甘草 3g
蒲公英 15g			

用法：水煎服，每日 3 次，饭后温服，两日 1 剂，共 3 剂。

【经验总结】

彭老师认为小儿慢性咳嗽的基本病机是外感六淫邪气及内伤、痰饮、食滞等各种原因导致的肺气宣肃功能失常。其中风邪闭肺是小儿外感导致慢性咳嗽发生、发展和演变过程中的主要致病因素。小儿五藏精气不充，外感风邪，肺气不足，祛邪无力，邪气停留不去，故肺咳不休。肺开窍于鼻，故鼻塞流涕亦为其常见症状。小儿"脾常不足"，脾胃运化失司，饮食积滞日久，水谷精微不化，酿湿生痰，痰郁化热，痰热相结上蒸于肺，阻遏气道，可致肺失清肃发生咳嗽。该病例患儿外感风寒后失治，风寒表邪不解，肺气闭郁化热，炼液为痰，痰热互结，故痰黄质黏。初诊时咳嗽明显，痰黄量多，四诊合参，辨证为痰热阻肺，治以清肺化痰，予麻杏石甘汤加减，方中以麻黄、苦杏仁、桔梗宣降肺气，射干、虎杖、黄芩、蒲公英清热利咽，石膏清热泻火，紫菀润肺化痰，矮地茶祛风化痰，鹅不食草、苍耳子祛风通鼻窍，甘草调和诸药。二诊时患儿诸证减轻，治疗有效，继续清热化痰润肺，患儿食纳稍差，去石膏，以麻黄、苦杏仁、桔梗宣降肺气，射干、虎杖、黄芩、蒲公英、鱼腥草清热利咽，紫菀润肺化痰，鹅不食草、苍耳子祛风通鼻窍，炒山楂开胃消积，甘草调和诸药。三诊时患儿因外感再次出现肺气闭郁化热，四诊和参，辨证为痰热阻肺。治以清肺化痰。以麻黄、苦杏仁、桔梗宣降肺气，射干、虎杖、蒲公英、黄芩、连翘、板蓝根清热利咽，石膏清热泻火，青蒿清热除湿，炒山楂开胃消积，甘草调和诸药。四诊时患儿肺热减轻，咳嗽缓解，予润肺化痰收功，麻黄、苦杏仁、桔梗宣降肺气，射干、虎杖、黄芩、蒲公英、连翘清热利咽，紫菀润肺化痰，炒山楂开胃消积，矮地茶化痰止咳，金荞麦清热排脓祛瘀，甘草调和诸药。治疗小儿慢性咳嗽时需要根据患儿病情灵活运用八法，使散中有收，宣中有降，寒温并用，补泻兼施，方能取效。

三、小儿咳嗽（三）

【诊疗概要】

田某某，男，3岁9个月。

初诊（2019年8月12日）：患儿以"咳嗽2天"就诊。患儿于2天前出现阵发性咳嗽，无痰，活动后咳嗽加重，无发热出汗，无鼻塞流涕，1天前夜间咳嗽加重，为阵发刺激性咳嗽，无痰，咳至半夜稍缓解，今日晨起时咳嗽明显，为刺激性干咳，无痰，饮水多，咽红，大便干，舌红，舌面略干，苔黄，脉滑数。

【诊疗思路】

彭老师诊治后指出：患儿为刺激性干咳，辨证为风邪束肺，治以清热润肺。

【处方】

干鱼腥草 25g	沙参 20g	麦冬 15g	苦杏仁 12g
蜜百部 12g	蜜紫菀 12g	甘草 6g	天花粉 12g
桔梗 12g	蜜麻黄绒 6g	酒川芎 12g	酒黄芩 15g
虎杖 20g	蒲公英 25g	石菖蒲 12g	

用法：水煎服，每日3次，饭后温服，两日1剂，共3剂。

二诊（2019年8月19日）患儿咳嗽缓解，咽干，咽喉不利，频繁清嗓，咳少量白痰，咽红，无咽痛，咳甚干呕，上腹隐痛；舌红略干，苔薄白，脉滑数。

【处方】

矮地茶 25g	沙参 20g	天门冬 15g	苦杏仁 12g
前胡 12g	蜜紫菀 12g	甘草 6g	天花粉 12g

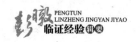

| 桔梗 12g | 蜜麻黄绒 6g | 姜黄 10g | 酒黄芩 15g |
| 虎杖 20g | 蒲公英 25g | 石菖蒲 15g | |

用法：水煎服，每日3次，饭后温服，两日1剂，共3剂。

【经验总结】

小儿属纯阳之体，所感受外邪多为风邪、风热，即使为风寒咳嗽也易化热入里，肺热盛则炼液为痰。因此在辨证治疗以风邪夹热、夹寒的外感为代表的支气管炎、咽喉炎、上呼吸道感染等病时，多以辛开苦降之法，用清热润肺之品，寒温并用，补泻兼施。该病例患儿感受风邪后起病迅速，风为阳邪，易化热伤津。肺喜润恶燥，肺失润泽，肺气不利，则上逆为咳。初诊时患儿咳嗽痰少，舌干咽红，大便干，已现化热伤津之表现，四诊合参，辨证为风邪束肺，治以清热润肺，以止嗽散加减，方中蜜麻绒辛温宣肺润肺，苦杏仁苦温下气止咳，桔梗宣肺利咽，虎杖、黄芩、鱼腥草、蒲公英清热利咽，紫菀、百部润肺化痰，沙参、麦冬、天花粉益气养阴，石菖蒲豁痰开窍，川芎辛温祛风行气，甘草调和诸药。二诊时患儿咳嗽减轻，咯少量白痰，风、热邪气易耗气伤阴，四诊合参，辨证为风热束肺，肺气不利。继续予止嗽散加减，蜜麻绒辛温宣肺润肺，苦杏仁苦温下气止咳，桔梗宣肺利咽，虎杖、黄芩、蒲公英清热利咽，紫菀润肺化痰，沙参、天门冬、天花粉益气养阴，石菖蒲豁痰开窍，矮地茶祛风化痰，前胡疏风清热、降气化痰，姜黄行气止痛，甘草调和诸药。服药后患儿咳嗽好转。彭老师认为，小儿咳嗽的基本病机是肺气的宣肃功能失常，因此宣降肺气必须贯彻治疗始终。小儿稚阴易为外邪所伤，因此在攻邪的同时应注意补益肺气肺阴，在治疗后期应适当给予养阴益气之品，防止邪热伤肺。

四、小儿咳嗽变异性哮喘（一）

【诊疗概要】

杨某某，男，7岁7个月。

初诊（2019年12月4日）：患儿以"反复咳嗽 2$^+$周"就诊。患儿于就诊前2周开始出现鼻塞流涕，咳嗽，早晚咳嗽明显，白昼呈阵发性咳嗽，咳嗽数声后可自行缓解，无痰咯出，无喘息，无发热畏寒，既往有过敏性鼻炎病。患儿先于我院儿科门诊就诊，诊断为咳嗽变异性哮喘，予布地奈德雾化，口服顺尔宁等治疗，咳嗽无明显好转。现症见：阵发性咳嗽，晨起及入睡时咳嗽剧烈，持续数分钟至十余分钟可缓解，流清涕，鼻塞，白昼阵发性咳嗽，时时清嗓，咽红，无咽痛，痰少，无发热汗出，无喘息气紧；舌红，苔薄白，脉滑。

【诊疗思路】

彭老师诊治后指出，患儿既往有过敏性鼻炎及咳嗽变异性哮喘病史，此次发病前有感受外邪史，刻下流涕，阵发性咳嗽，痰少不易咯出，咽红，舌红，苔薄白，脉滑。辨证为风寒束肺，入里化热，治以疏风清肺。

【处方】

炒辛夷 10g	苍耳子 10g	薄荷 10g	白芷 12g
金银花 12g	连翘 12g	酒黄芩 15g	地龙 10g
桔梗 12g	蜜麻黄绒 6g	苦杏仁 12g	甘草 5g
矮地茶 25g			

用法：水煎服，每日3次，饭后温服，两日1剂，共3剂。

二诊（2019年12月11日）：患儿服药后咳嗽减轻，两日前吃奶油蛋糕后咳嗽再次加重，咳甚时闻及喉中痰鸣，咳痰不利，咽喉异物感，咽红，无咽痛，频繁清嗓。大便不易解出。舌红，苔薄白，脉滑。

【处方】

麸炒陈皮 12g	苦杏仁 12g	麸炒枳实 10g	酒黄芩 15g
瓜蒌壳 15g	射干 15g	胆南星 10g	法半夏 10g
干鱼腥草 25g	蜜麻黄绒 6g	石菖蒲 15g	地龙 10g
甘草 6g	蒲公英 25g		

用法：水煎服，每日3次，饭后温服，两日1剂，共3剂。

三诊（2019年12月18日）：患儿白昼咳嗽减轻，晨起时咳嗽明显，连声呛咳，咳少量黄白色泡沫痰，晨起喷嚏，流清涕；舌红，苔薄白，脉滑。

【处方】

麸炒陈皮 12g	苦杏仁 12g	酒黄芩 15g	瓜蒌壳 15g
射干 15g	胆南星 10g	前胡 10g	干鱼腥草 25g
蜜麻黄绒 6g	炒僵蚕 10g	甘草 6g	蒲公英 25g
苍耳子 10g			

用法：水煎服，每日3次，饭后温服，两日1剂，共3剂。

四诊（2019年12月25日）：患儿咳嗽好转，晨起鼻塞，咳嗽明显，咯少

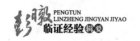
量黄白色黏痰，舌边红，苔薄白，脉滑。

【处方】

炒山楂 12g	苦杏仁 12g	沙参 20g	酒黄芩 15g
瓜蒌壳 15g	射干 15g	天花粉 12g	蜜百部 12g
矮地茶 25g	蜜麻黄绒 6g	炒僵蚕 10g	甘草 6g
蒲公英 25g	炒辛夷 10g		

用法：水煎服，每日 3 次，饭后温服，两日 1 剂，共 3 剂。

【经验总结】

彭老师认为，咳嗽变异性哮喘之病位主要在肺，常因外感诱发，因小儿脏气未充，肺脏娇嫩，"肺常不足"，卫外功能不足，易为外邪所伤，又因肺为"华盖"，开窍于鼻，外合皮毛，患儿素体不足，邪气易从鼻或皮毛而入，侵袭肺卫，肺受邪失于宣肃，则发为咳嗽。小儿为"纯阳之体"，外感邪气无论寒热，入里后均易从阳化热，病情转化较快，病理上常常呈现外寒里热等"易虚易实""易寒易热"的特点，症状表现为虚实夹杂、寒热互见。小儿感邪日久容易出现气机壅滞，中焦气滞，脾失健运，饮食不能运化，酿生痰湿。"脾为生痰之源，肺为储痰之器"，痰浊上储于肺，壅阻气道，可进一步导致肺气不降，咳嗽缠绵难愈。故彭老师在治疗上以"寒热同调，宣肺祛痰"为法，寒热同用，补泻兼施。因本案患儿患病日久，长期肺气壅滞可能导致肺络瘀阻，必要时需兼以行气活血，疏通肺络。患儿因外感发病，邪气闭郁于表，因先天禀赋不足，正气不足，不能驱邪外出，邪气循经犯肺，肺气闭郁不解，故反复咳嗽。初诊时患儿表邪未解，邪气入里，有化热趋势，治疗宜解表清肺，故方中以麻黄绒、射干、苦杏仁、甘草宣降肺气，辛夷、苍耳子、薄荷、白芷、金银花、连翘、酒黄芩清热解表，桔梗利咽止咳，矮地茶化痰止咳，地龙通肺络。全方祛除表邪、宣通肺气兼以清热，防止郁热伤肺。二诊时患儿因饮食不节，损伤脾胃，脾胃运化失司，致痰湿内生，加之郁热在里，痰热互结。为防痰热伤肺，故治法调整为清热化痰，方中陈皮、半夏燥湿化痰，枳实破气化痰，瓜蒌壳、胆南星清热化痰，黄芩、蒲公英、鱼腥草清肺热，麻黄绒、苦杏仁、甘草宣降肺气，射干、石菖蒲开窍豁痰。三诊时患儿不慎再次受邪，风寒闭肺，恐其内在痰湿闭郁化热，治以解表宣肺清热化痰。方中以陈皮燥湿化痰，瓜蒌壳、胆南星、前胡清热化痰，僵蚕、苍耳子祛风化痰，黄芩、鱼腥草、蒲公英清肺热，麻黄绒、苦杏仁、射干、甘草宣降肺气。四诊时，患儿咳嗽明显缓解，但痰湿郁久化热，伤及肺气及肺中津液且易致脾胃气机阻滞，仍需清热化痰消除痰湿积滞，故治以润肺化痰。方中沙参、天花粉、百部润肺益气，麻黄绒、苦杏仁、甘草宣降肺气，瓜蒌壳、矮地茶清热化痰，僵蚕祛风化痰，辛夷通窍，黄芩、蒲公英清肺热，山楂祛除脾胃积滞。本病案体现了彭老师治疗咳嗽变异性哮喘的思路，咳嗽变异性哮喘多由外邪诱发，患者素体肺脾气虚，痰湿内生，肺气闭郁易化热，病机常常虚实夹杂，寒热互见，故治疗时当根据患者虚实补虚泻实。肺为娇脏，喜润恶燥，临证时应根据伤津轻重将生津润燥、燥湿化痰相结合，祛邪而不伤正。气机宣降失司，易使内生积滞，故最后还应予润肺、通络、祛除脾胃积滞，防止痰湿再生。治疗全程谨守病机，治疗时抓住主要病机，并预见因寒热虚实变化可能出现的病机改变，及时用药干预，才能取得较好的疗效。

五、小儿咳嗽变异性哮喘（二）

【诊疗概要】

冯某某，女，3岁6个月。

初诊（2018年12月18日）：患儿以"咳嗽10⁺天"就诊。患儿于就诊前10⁺天出现发热，伴阵发性咳嗽，少痰，活动后喘息，当地医院予止咳化痰治疗，发热好转，但咳嗽加重，喉中闻及痰响，在当地医院就诊，予口服中西药治疗，仍反复咳嗽，呈阵发刺激性咳嗽，咳嗽剧烈，晨起明显，夜间偶有咳嗽，喉中有痰响，痰不易咯出，活动后喘息，咽红，无咽痛，无发热，饮食减少，大便干。舌红苔黄腻，脉滑数。

【诊疗思路】

彭老师诊治后指出：患儿先天禀赋不足，外感风寒失治，肺气闭郁，气郁化热，炼液为痰，痰热阻肺，故反复咳嗽，痰液黏滞，故喉中痰响而不易咯出，咽红，大便干，舌红，苔黄腻，脉滑数均为痰热阻肺之象。辨证为风寒束表，痰热阻肺，治以宣降肺气，清热化痰。方选射干麻黄汤加减，

【处方】

干鱼腥草25g	桔梗12g	法半夏12g	麸炒陈皮12g
虎杖20g	蜜麻黄绒6g	苦杏仁12g	射干15g

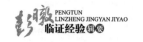

| 酒黄芩 15g | 蜜紫菀 15g | 甘草 5g | 石菖蒲 15g |
| 炒山楂 12g | 蒲公英 25g | | |

用法：水煎服，每日 3 次，饭后温服，两日 1 剂，共 2 剂。

二诊（2018 年 12 月 21 日）：患儿咳嗽较前减轻，刺激性咳嗽，喉中痰响较前减少，活动后喘息，咽红，无咽痛，纳差，舌红少津，大便干，不易解出。舌红，苔薄黄，脉滑数。

【处方】

麸炒枳壳 10g	桔梗 12g	法半夏 10g	沙参 20g
酒川芎 10g	蜜麻黄绒 6g	苦杏仁 12g	射干 15g
酒黄芩 15g	蜜紫菀 12g	甘草 5g	石菖蒲 12g
矮地茶 25g	蒲公英 25g	虎杖 20g	

用法：水煎服，每日 3 次，饭后温服，两日 1 剂，共 2 剂。

三诊（2018 年 12 月 25 日）：患儿咳嗽缓解，白昼阵发性咳嗽，无痰，偶有活动后喘息，大便干；舌尖红，咽红，苔薄黄，脉滑数。

【处方】

干鱼腥草 25g	桔梗 12g	蜜百部 12g	麦冬 15g
酒川芎 10g	蜜麻黄绒 6g	苦杏仁 12g	射干 15g
酒黄芩 15g	蜜紫菀 12g	甘草 5g	石菖蒲 12g
连翘 12g	蒲公英 25g	陈皮 12g	

用法：水煎服，每日 3 次，饭后温服，两日 1 剂，共 3 剂。

【经验总结】

彭老师认为小儿五脏六腑成而未全，加上部分小儿先天禀赋不足，肺气不足，腠理不固，易感受外邪，而致肺失宣肃，肺气胀满上逆，为咳为喘。因小儿为"纯阳之体"，外感邪气入里易从阳化热，呈现出"易虚易实""易寒易热"的特点，外感多以风邪为先导，风为阳邪，化热迅速，肺热熏蒸，炼液为痰。小儿脾胃薄弱，感邪后容易出现脾失健运，酿生痰湿。"脾为生痰之源，肺为储痰之器"，痰阻中焦，则脾胃失运，故见纳差。水谷不能运化，水湿停滞聚为痰浊，上储于肺，阻塞气道，致咳嗽反复发作。彭老师提出治疗当以"宣肺祛邪"为主，兼以润肺祛痰，内外同治，标本兼顾。该例患儿先天不足，卫外不固，外感风寒，风寒表郁不解，肺气闭郁化热，炼液为痰，痰湿阻肺。初诊时咳嗽剧烈，咳嗽时痰声明显，四诊合参，辨证为风寒束表，痰热阻肺，治以宣降肺气，清热化痰，方中以麻黄绒宣肺散寒，射干消散痰气利咽，半夏降气化痰，紫菀润肺下气，苦杏仁下气平喘，陈皮健脾化痰，桔梗宣肺利咽消痰，石菖蒲开窍祛痰，虎杖祛湿散瘀，止咳化痰，黄芩、蒲公英清肺热，鱼腥草祛湿清热，山楂消食健胃，甘草调和诸药，全方共奏宣肺清热化痰之功。二诊时患儿痰热症状减轻，《内经》云："邪之所凑，其气必虚。"咳嗽日久，痰热阻肺，肺气受损，必兼肺络瘀阻，津液不足之证，四诊合参，辨证为肺失宣降，痰湿阻肺，继续予以射干麻黄汤加减治疗。以麻黄绒宣肺散寒，射干消散痰气，百部润肺下气，苦杏仁下气平喘，川芎祛风行气，桔梗宣肺利咽消痰，石菖蒲开窍祛痰，虎杖祛湿散瘀，止咳化痰，矮地茶化痰止咳，利湿活血，黄芩、蒲公英清肺热，枳壳行气宽中，沙参清热润肺，甘草调和诸药。三诊时患儿咳嗽已明显缓解，但小儿为纯阳之体，邪气闭郁，易生内热，除热务尽，治以清热宣肺化痰。方中以麻黄绒宣肺散寒，射干消散痰气，半夏降气化痰，紫菀润肺下气，苦杏仁下气平喘，川芎祛风行气，桔梗宣肺利咽消痰，石菖蒲开窍祛痰，鱼腥草祛湿清热，黄芩、蒲公英清肺热，连翘清热散结，麦冬生津润肺，陈皮止咳平喘，甘草调和诸药。

六、镇肝熄风汤治疗小儿抽动症

【诊疗概要】

李某某，女，7 岁。

初诊（2018 年 9 月 12 日）：患儿眼睑时常翻动，偶有挤鼻、摇头等症，经眼科检查，患儿眼睛、眼睑未见异常，平素口渴少饮，胃纳尚可，夜间睡觉时易翻滚，二便自若，舌红苔白，脉弦。西医诊断为小儿抽动症。

【诊疗思路】

彭老师认为本案患者年幼，眼睑抽动多为内风所致，辨证为肝风扰动。治法以养肝熄风，方选镇肝熄风汤加减。

【处方】

怀牛膝 20g	丹参 20g	龙骨 20g	牡蛎 20g
五味子 10g	玄参 15g	天门冬 12g	白芍 12g
益智仁 10g	僵蚕 10g	茵陈 20g	甘草 5g

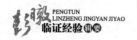
郁金 12g   钩藤 20g

用法：水煎服，每日 3 次，饭后温服，两日 1 剂，共 3 剂。

二诊（2018 年 9 月 19 日）：患儿睡觉较前安稳，眼睑翻动情况略有改善，遵前法缓缓图之。

【处方】

川牛膝 20g	丹参 20g	龙骨 20g	牡蛎 20g
五味子 10g	玄参 15g	天门冬 12g	白芍 12g
益智仁 10g	制何首乌 20g	夏枯草 20g	甘草 5g
郁金 12g	钩藤 20g		

用法：水煎服，每日 3 次，饭后温服，两日 1 剂，共 3 剂。

三诊（2018 年 9 月 26 日）：患儿整体情况好转，仍以前法治之。

【处方】

川牛膝 20g	丹参 20g	龙骨 20g	牡蛎 20g
五味子 10g	玄参 15g	天门冬 12g	白芍 12g
益智仁 10g	制何首乌 20g	儿茶 4g	甘草 5g
郁金 12g	钩藤 20g	刺五加 12g	

用法：水煎服，每日 3 次，饭后温服，两日 1 剂，共 3 剂。

四诊（2018 年 10 月 8 日）：患儿情况稳定，以前法治之。

【处方】

川牛膝 20g	丹参 20g	珍珠母 20g	牡蛎 20g
五味子 10g	玄参 15g	天门冬 12g	白芍 12g
益智仁 10g	制何首乌 20g	儿茶 4g	甘草 5g
郁金 12g	僵蚕 10g	刺五加 12g	

用法：水煎服，每日 3 次，饭后温服，两日 1 剂，共 3 剂。

【经验总结】

小儿抽动症的发生由人体阴阳失衡、气血脏腑功能失调所致，一般与肝、脾、肾的功能失调有关；治宜先养肝熄风，介类昆虫等动物及矿物药，有息风止痉及镇静安神等功效，缓解眼睑时常翻动，偶有挤鼻、摇头等症；再缓肝理脾，扶土制木，健脾益气，顾护脾胃之气，土得木疏方旺。龙骨能镇静安神、平肝阳、益肾阴，与牡蛎、珍珠母，僵蚕、钩藤等平肝潜阳药、清热平肝药配伍药效更佳，郁金善疏肝行气以解郁，益智仁能补肾助阳，温脾，还具有中枢抑制、抗应激等作用，刺五加具有益气健脾，补肾安神的功效，诸药合用，柔肝养肝，从而达到止搐、止惊、止挛的目的。最后滋水涵木，平衡阴阳。

第八章　男科病

一、五子衍宗丸加减治疗弱精子症

【诊疗概要】

张某某，男，33 岁。

初诊（2019 年 12 月 10 日）：患者结婚后 3 年未育，行精液常规检查提示：精子活力降低，正常形态精子减少。西医诊断为弱精子症。平素精神可，微怕冷，食欲尚可，无明显腹胀、腹痛等症，腰部偶有酸痛，大小便正常。舌淡胖，苔白厚，脉沉缓。

【诊疗思路】

肾主精，肾精不足，肾阳亏虚则精液清冷，寒湿下注，停于下焦，经脉运行不畅则腰痛。辨证为肾阳亏虚，寒湿下注。治疗以温肾壮阳，散寒除湿。方选五子衍宗丸加减。

【处方】

枸杞子 30g	盐覆盆子 12g	车前子 30g	醋五味子 12g
怀牛膝 30g	黄芪 30g	萆薢 30g	盐大菟丝子 12g
川牛膝 30g	酒续断 30g	赤芍 12g	锁阳 20g
鹿衔草 30g			

用法：水煎服，每日 3 次，饭后温服，两日 1 剂，共 3 剂。

医嘱：注意锻炼身体，服药期间不必避孕。

二诊（2019 年 12 月 18 日）：患者服药后无明显不适，精神状态略有好转，怕冷减轻。上方略做调整，增加温补肾阳，添精益气之药。

【处方】

枸杞子 30g	盐覆盆子 12g	车前子 30g	醋五味子 12g
盐大菟丝子 12g	怀牛膝 30g	黄芪 30g	萆薢 30g
酒续断 30g	锁阳 20g	淫羊藿 30g	丹参 30g
桑椹 12g			

用法：水煎服，每日 3 次，饭后温服，两日 1 剂，共 7 剂。

三诊（2020 年 1 月 3 日）：患者服药后身体无明显不适，精神好转，腰部酸痛消失，上方略做修改。

【处方】

枸杞子 30g	盐覆盆子 12g	鹿衔草 30g	醋五味子 12g
盐大菟丝子 12g	怀牛膝 30g	黄芪 40g	萆薢 30g
淫羊藿 30g	酒续断 30g	川牛膝 30g	锁阳 20g
桑椹 12g			

用法：水煎服，每日 3 次，饭后温服，两日 1 剂，共 10 剂。

四诊（2020 年 1 月 22 日）：患者服药后无明显不适，行精液常规检查提示精子活力明显提高，考虑久病入络，加赤芍、红花行气活血。

【处方】

枸杞子 30g	盐覆盆子 12g	鹿衔草 30g	醋五味子 12g
盐大菟丝子 12g	怀牛膝 30g	黄芪 40g	萆薢 30g
淫羊藿 30g	酒续断 30g	赤芍 12g	锁阳 20g
红花 6g	炒金樱子 12g		

用法：水煎服，每日 3 次，饭后温服，两日 1 剂，共 10 剂。

嘱患者服药完毕后，可暂停服药，以观疗效。后随访患者，1 月后配偶怀孕，后产一男婴，体健。

【经验总结】

本案患者因"婚后 3 年不育"求诊。精液常规检查提示：精子活力降低，正常形态精子减少。现代医学诊断为弱精子症。因患者无明显症状，又被称为无症状弱精综合征。弱精子症应当归于传统中医所说的"精清""精寒""精薄""精冷"范畴。中医认为弱精子症的病因病机：其一，先天禀赋不足或性生活过频导致命门火衰、肾阳亏虚，不能温煦肾中生殖之精，导致精子动力不足；其二，饮食过于肥甘厚腻，造成体内湿热蕴于肝经，影响生殖道正常的生精功能，最终导致精子活力下降；其三，久病体虚，导致气血不足，无以化精，精失所养，最终造成精子活力低下。现代医家一般将弱精子症的根本原因归为肾虚，认为弱精子症的基本病机是肾虚为本，湿热、血瘀、气滞等为标。"阳化气，阴成形"，精子的生成与肾阴的滋养、肾阳的温煦密切相关。明代缪希雍在其《神农本草经疏》中提出："男子肾虚则精竭无子。"本案患者无明显不适症状，临床处方用药主要从辨病出发，再结合患者体质用药。彭老师认为本病辨证为肾阳亏虚，寒湿下注，选五子衍宗丸进行加减。五子衍宗丸最早记载于道教的《悬解录》，主要功效为补肾益精。主治肾虚精亏导致的阳痿不育，遗精早泄，腰痛，尿后余沥等。五子衍宗丸中的五味药合用，能填补肾精，益肾助阳，又能涩精止遗，补中有泻。方中菟丝子温肾壮阳力强，枸杞子填精补血见长，五味子五味皆备，而酸味最浓，补中寓涩，敛肺补肾；覆盆子甘酸微温，固精益肾；妙在车前子一味，泻而通之，泻有形之邪浊，涩中兼通，补而不滞。彭老师在五子衍宗丸的基础上加鹿衔草、锁阳、金樱子等温肾壮阳之品。锁阳，味甘、性温，归肾、肝、大肠经，补肾壮阳，益肠通便。主肾虚阳痿，遗精早泄，下肢痿软，虚人便秘。金樱子，酸、甘、涩、平。归肾、膀胱、大肠经，固精缩尿，涩肠止泻。用于遗精滑精，遗尿，尿频，崩漏带下，久泻久痢等疾病的治疗。阳虚则气虚，加黄芪以益气；阳气亏虚则寒湿停聚而下注，加萆薢除湿。《炮炙论》序云萆薢："囊皱漩多，夜煎竹木。"竹木，萆薢也。漩多白浊，皆是湿气下流，萆薢能治阳明之湿而固下焦，故能去浊分清。久病入络，血行受阻，故加丹参、红花以行气活血。本案患者治疗以温肾壮阳、益气除湿为主，活血行气为辅。彭老师认为，弱精子症治疗的主要目的是改变患者不育的情况，造成不育的原因很多，弱精子症只是不育的一方面。治疗的过程中精液常规检查的结果会出现波动，不能把精液常规检查作为评定疗效的唯一指标。中药的治疗比较安全，无明显的副作用，治疗期间不需要采取避孕措施。但因精子的再生有一个过程，中药治疗的疗程较长，许多患者在治疗的过程中感觉不到明显的变化，精液检查的结果常有明显的波动，导致治疗期间许多患者不能坚持，这就需要医生有足够的信心以提高患者的信心。治疗男性不育时需要排除配偶有无生殖方面的疾病，有疾病时夫妻双方可以同时治疗，提高疗效。

二、知柏地黄丸加减治疗弱精子症

【诊疗概要】

袁某某，男，30岁。

初诊（2019年10月26日）：患者婚后2年余未生育。精液常规检查显示：前向运动精子a+b级为30%（本院参考值大于50%为正常，小于50%为弱精），完全液化。染色体检测正常，免疫学检查正常，超声检查正常，无精索静脉曲张，性功能正常。无抽烟喝酒不良嗜好，未从事伤精、杀精类工作，青少年时期误犯手淫，近期尿频，夜尿2次，腰酸腰胀，辗转反侧，难以入眠，纳可。舌质红，苔薄白，脉浮。

【诊疗思路】

本案患者因不育求诊，本身无明显症状，主要从辨病入手。彭老师认为本案属于肝肾亏虚导致的不育。中医辨证为肾精亏虚。西医诊断：弱精子症。治疗予以滋阴补肾，方选知柏地黄丸加减。

【处方】

茯苓 12g	黄柏 12g	牡丹皮 12g	生地黄 15g
山药 30g	知母 12g	泽泻 12g	山茱萸 12g
盐菟丝子 12g	醋五味子 12g	萆薢 30g	川牛膝 30g
枸杞子 30g	怀牛膝 30g	鹿衔草 30g	黄芪 30g

用法：水煎服，每日3次，饭后温服，两日1剂，共5剂。

二诊（2019年11月2日）：患者服药后上述症状均有减轻。

【处方】

茯苓 12g	黄柏 12g	牡丹皮 12g	生地黄 15g
山药 30g	栀子 12g	泽泻 12g	山茱萸 12g
盐菟丝子 12g	醋五味子 12g	萆薢 30g	川牛膝 30g
枸杞子 30g	怀牛膝 30g	葫芦巴 30g	黄芪 30g

用法：水煎服，每日3次，饭后温服，两日1剂，共5剂。

三诊（2019年11月16日）：患者服药后，复查精液常规显示：前向运动精子a+b级为53%（本院参考值大于50%为正常，小于50%为弱精），完全

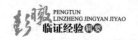
液化，仍守法治疗，巩固疗效。

【处方】

茯苓 12g	黄柏 12g	牡丹皮 12g	生地黄 15g
山药 30g	泽泻 12g	山茱萸 12g	枸杞子 30g
怀牛膝 30g	黄芪 30g	知母 12g	烫骨碎补 30g

用法：水煎服，每日 3 次，饭后温服，两日 1 剂，共 7 剂。

【经验总结】

弱精子症是导致男性不育的重要因素，因为精子的运动功能或运动能力的强弱直接关系到人类的生殖，只有正常地前向运动的精子才能抵达输卵管壶腹部与卵子结合形成受精卵。患者后天性事不节，手淫过度，损伤肾气，肾阴不足，则阳无以滋养，精子虽活无力，甚至死亡；肾阳不足，则精气失于温煦，精子活动无力，甚或瑟缩不动，从而导致不育、流产、早产，是以肾精虚之象显而浮脉，是为肾气难于收纳之象，故选用知柏地黄丸加减，滋阴补肾固精。

三、六味地黄丸加减治疗阳痿

【诊疗概要】

何某某，男，43 岁。

初诊（2018 年 4 月 27 日）：患者述性欲减退，勃起困难，勉强勃起行房亦易泄精，神疲，心烦。自述工作压力大，经常熬夜，口苦，胃纳尚可，有饮酒史，二便自调，舌淡苔白，脉弦。

【诊疗思路】

本案患者主要表现为情绪不畅导致的性欲减退，属于中医痿证范畴，辨证为肝郁肾虚。治法：滋养肝肾，舒畅肝气。方选六味地黄丸加减。

【处方】

山茱萸 12g	熟地 12g	金樱子 12g	泽泻 12g
牡丹皮 12g	茯苓 12g	当归 12g	白芍 12g
柴胡 12g	龙胆草 3g	五味子 12g	锁阳 15g
蜈蚣 2 条	川牛膝 40g	郁金 20g	

用法：水煎服，每日 3 次，饭后温服，两日 1 剂，共 3 剂。

二诊（2018 年 5 月 3 日）：患者服药后性欲渐起，房事状态略有改善，遵前法治之。

【处方】

山茱萸 12g	熟地 12g	金樱子 12g	泽泻 12g
牡丹皮 12g	茯苓 12g	当归 12g	白芍 12g
柴胡 12g	红花 6g	五味子 12g	锁阳 15g
蜈蚣 2 条	怀牛膝 40g	丹参 30g	

用法：水煎服，每日 3 次，饭后温服，两日 1 剂，共 3 剂。

三诊（2018 年 5 月 10 日）：患者情况继续改善，仍遵前法图之。

【处方】

山茱萸 12g	熟地 12g	金樱子 12g	泽泻 12g
牡丹皮 12g	茯苓 12g	当归 12g	白芍 12g
柴胡 12g	红花 6g	五味子 12g	锁阳 15g
蜈蚣 2 条	怀牛膝 40g	丹参 30g	

用法：水煎服，每日 3 次，饭后温服，两日 1 剂，共 3 剂。

四诊（2018 年 5 月 26 日）：患者房事状态较好，依前法逐之。

【处方】

山茱萸 12g	生地 15g	山药 30g	泽泻 12g
牡丹皮 12g	茯苓 12g	盐韭菜子 12g	白芍 20g
柴胡 12g	枳椇子 20g	绞股蓝 20g	郁金 20g
金樱子 12g	锁阳 20g	五味子 12g	蜈蚣 2 条

用法：水煎服，每日 3 次，饭后温服，两日 1 剂，共 5 剂。

【经验总结】

阳痿与肝肾关系密切，与心脾也有联系，因肝主疏泄，肾主藏精，心为主宰，脾主养运。肝失疏泄，肾不温煦，心无所主，脾不给养，则阴茎软而不起。《类证治裁》说："伤于内则不起，故阳之痿，多由色欲竭精，所丧太过，或思虑伤神，或恐惧伤肾……亦有湿热下注，宗筋弛纵而致阳痿者。"其治主要从肝肾着手，兼及心脾，或补肾疏肝。阳痿除少部分由器质性疾病引起外，绝大多数属情志因素所致，故治疗重在心治药治相结合，一般都可恢复正常功能。《素问·五常政大论》说："太阴司天，湿气下临，肾气上从，黑起水变，埃冒云雨，胸中不利。阴痿，气大衰而不起不用。"这里所说"阴痿"即阳痿，认为该病与湿气、肾气相关。这段条文是从运气变化对人体的影响进行分析的。《素问·痿论》指出："思想无穷，所愿不得；意淫于外，入房太甚。宗筋弛纵，发而筋痿，及为白淫。筋痿者，生于肝使内也。"这里所讲的宗筋弛纵而致的筋痿即阳痿，认为它可由"思想无穷"（心理原因）或房劳造成。《灵枢·邪气脏腑病形》有"肝脉急甚者为恶言……微大为肝痹阴缩"，"肾脉急甚者为骨癫疾……大甚为阴痿"，旨在阐明男性阴缩阳痿与肝肾二脏关系甚密。《内经》中其他相关论述还有："二阳之病发心脾，有不得隐曲，女子不月"（《素问·阴阳别论》），"湿客下焦，发而濡泄，及为肿，隐曲之疾"（《素问·至真要大论》）。王冰注："隐曲之疾谓隐蔽委曲之处病也"，这里谈到隐曲之疾的发病病机与阳痿亦有关。关于性事保健，《素问·上古天真论》讲到的"以酒为浆，以妄为常，醉以入房，以欲竭其精，以耗散其真"值得警戒。由此可见，早在《内经》时代，我国医学对于阳痿的认识已较为系统、全面。后至唐代，《外台秘要·虚劳阴痿方七首》谈到肾开窍于阴，肾虚致阳痿的情况时说："病源肾开窍于阴，若劳伤于肾，肾虚不能荣于阴气，故痿弱也。"张介宾缘《内经》之旨，在《景岳全书·痿证·阳痿》中总结说："凡思虑焦劳，忧郁太过者，多致阳痿。盖阳明总宗筋之会……若以忧思太过，抑损心脾，则病及阳明冲脉……气血亏而阳道斯不振矣。"王纶《明医杂著·续医论》云："男子阴痿不起，古方多云命门火衰，精气虚冷固有之矣，然亦有郁火甚而致痿者。"关于郁火甚致痿者，多发于少壮之年。清代程久圃《医述》引王节斋论："少年阳痿，有因于失志者，但宜舒郁，不宜补阳。《经》曰：肾为作强之官，技巧出焉；藏精与志者也。夫志从士从心，志主决定，心主思维，此作强之验也。苟志意不遂，则阳气不舒。阳气者即真火也。譬诸极盛之火，置于密器之中，闭闷其气，不得发越，则立死而寒矣。此非真火衰也，乃闷郁之故也。宣其抑郁，通其志意，则阳气舒而痿自起。"说明在阳痿病治疗中除补阳外，解郁亦是关键。解郁法中，精神疏导也很重要，即所谓"宣其抑郁，通其志意，则阳气舒而痿自起"。彭老师选用六味地黄丸加减，加郁金行气解郁。柴胡疏肝解郁，升举阳气；丹参入心经，既可清热凉血，又可除烦安神，既能活血又能养血以安神定志；红花功能活血化瘀、解郁安神；五味子能收敛固涩，益气生津，补肾宁心；绞股蓝益气健脾，养心安神；枸杞子滋阴补肾；益智仁暖肾缩尿固精；蜈蚣能够改善阴筋茎的局部血液循环，对痿证有特殊疗效，与温补肾阳之药配伍，效果显著。锁阳治肾阳虚衰，阳痿精冷，肝肾不足。动物实验表明，锁阳提取物有促进动物性成熟的作用。盐韭菜子补肝肾，暖腰膝，助阳，固精。枳椇子解酒毒。诸药结合既能疏肝理气，又能补肾强精增髓。

第九章　皮肤病

一、消风散治疗荨麻疹

【诊疗概要】

邹某某，男，43 岁。

初诊（2020 年 2 月 13 日）：患者因"荨麻疹反复发作 3 年，复发 10 天"求诊。患者三年前食用海鲜后出现荨麻疹发作，发作时全身长红色丘疹，瘙痒难忍，抓挠过后皮肤发红更加明显。遇到季节交替或气候变化明显时荨麻疹会再次发作。每次经抗过敏、激素、补钙等西医治疗后症状可得到一定控制，但始终无法根治。本次因气候变化，荨麻疹再次发作。求诊时全身皮肤多处有红色丘疹，伴明显抓挠印迹，部分皮肤已经出血。患者述全身瘙痒难忍，并伴有明显咽部疼痛，口干，大便干结。舌质红，舌苔黄腻，脉浮数。

【诊疗思路】

考虑患者为风热外感诱发荨麻疹。治疗予以疏风解表，清热凉血。方选消风散加减。

【处方】

荆芥 12g	防风 12g	蝉蜕 15g	射干 25g
黄芩 20g	石膏 30g	知母 12g	牛蒡子 12g
当归 12g	生地 12g	木通 12g	甘草 6g
地肤子 30g	徐长卿 20g	紫荆皮 3 袋（兑服）	

用法：水煎服，每日 3 次，饭后温服，两日 1 剂，共 3 剂。

西药：盐酸赛庚啶片 2mg×20 片，2mg，每日 3 次。

二诊（2020年2月19日）：患者服用上方并配合西药治疗后全身瘙痒明显缓解，皮肤丘疹的颜色变淡。暂停服用抗过敏药，治法不变，于上方中增加除湿之品。

【处方】

荆芥 12g	防风 12g	蝉蜕 15g	射干 25g
黄芩 20g	石膏 30g	知母 12g	牛蒡子 12g
当归 12g	生地 12g	木通 12g	甘草 6g
徐长卿 20g	地骨皮 30g	滑石 10g	

紫荆皮 3 袋（兑服）

用法：水煎服，每日 3 次，饭后温服，两日 1 剂，共 3 剂。

三诊（2020年2月25日）：患者自述服用上方后，全身瘙痒基本痊愈，遇热时皮肤有轻度瘙痒。咽干、大便干结也略有缓解。考虑患者血热症状已基本缓解，治疗后期以补益正气为主，上方中增加补益药物，减少祛风除热之力。

【处方】

党参 30g	白术 12g	当归 12g	石膏 30g
知母 12g	生地 12g	木通 12g	桃仁 6g
牡丹皮 20g	牛蒡子 15g	石决明 30g	黄芪 40g
沙参 25g	麦冬 20g		

用法：水煎服，每日 3 次，饭后温服，两日 1 剂，共 3 剂。

四诊（2020年3月3日）：患者全身症状已基本消失。考虑患者荨麻疹反复发作已停止。为防止荨麻疹症状再次发作，应提高患者自身的正气，做到未病先防。在上方基础上增加补益药物。

【处方】

党参 30g	白术 20g	茯苓 30g	当归 15g
生地 25g	黄芪 50g	防风 10g	白芍 20g
陈皮 15g	柴胡 15g	升麻 15g	补骨脂 25g
仙鹤草 30g	黄精 30g	沙参 20g	麦冬 20g

用法：水煎服，每日 3 次，饭后温服，两日 1 剂，共 5 剂。

五诊（2020年3月13日）：患者服用上方后身体无明显不适，建议患者继续服用 5 剂，用法同前。

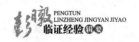
六诊（2020年3月23日）：患者本次求诊，无明显不适，服药期间荨麻疹未复发。建议患者可以暂停中药治疗，平素加强锻炼，在天气变化明显时做好预防，防止感冒诱发荨麻疹，同时注意饮食，尽量不进食生冷海鲜等。

【经验总结】

本案患者荨麻疹反复发作。这类患者大多在发作初期已经使用西药钙剂、激素等治疗。西医认为该病为免疫力降低导致，患者体内大多有过敏原，遇到诱因即发。中医认为该病是外邪入侵人体后，入里化热。经清热治疗后大部分病邪已被排出体外，但仍有少部分病邪化为湿邪而长期停留在体内，久而耗伤人体正气，人体不能正常抵抗外邪入侵，遇有外邪即复发。本案中患者病情反复，发作时瘙痒难忍，治疗时予以消风散加减。消风散出自《外科正宗》，是使用多年的经典中药复方，以清热解毒和凉血燥湿为原则立法组方，具有疏风养血、清热除湿的作用，临床上广泛应用于荨麻疹、湿疹、接触性皮炎等过敏反应所致的皮肤病，方中以荆芥、防风、蝉蜕、牛蒡子疏风止痒为君，驱在表之风邪；配伍苍术散风除湿，更佐黄芩清热泻火，生地黄、当归养血活血；生甘草清热解毒，调和诸药。诸药合用，共奏疏风养血，清热除湿之功。在本案的急性期，患者配合服用西药抗过敏，很大程度上提高了中药止痒的效果。本案另一个关键是患者全身症状消除后的后续治疗，体现了中医治疗的特色，即从根本上增加人的正气，防止荨麻疹的复发。选方运用补中益气汤加减，并增加补骨脂一味温补肾阳的药物，通过补肾来补脾，达到提高人体正气的目的；而运用沙参和麦冬则是气阴双补，防止单用补阳药而生燥化火。

二、知柏地黄汤加减治疗银屑病

【诊疗概要】

龚某某，女，45岁。

初诊（2020年4月2日）：患者确诊银屑病3⁺年，其间反复发作，此次银屑病发作期，双下肢皮肤脱屑，色红，自觉瘙痒，并有心烦易怒，口干舌燥，咽喉肿痛，大便秘结。舌红苔黄，脉弦数。

【诊疗思路】

本案患者银屑病反复发作3⁺年，本次为复发，彭老师认为本案患者辨证为营血亏虚，血虚内热而生风，治应养血祛风，方选知柏地黄汤加减。

【处方】

当归 15g	红曲 1 袋	生地黄 15g	盐黄柏 12g
盐泽泻 12g	酒丹参 30g	牡丹皮 12g	白芍 12g
麸炒苍术 12g	赤芍 12g	知母 12g	甘草 6g
荆芥 12g	大黄 6g	水牛角（精）1 袋	

用法：水煎服，每日 3 次，饭后温服，两日 1 剂，共 8 剂。

二诊（2020 年 4 月 18 日）：患者服药后自觉瘙痒缓解，心烦易怒、口干舌燥、咽喉肿痛减轻，大便仍干结。舌红苔黄，脉弦数。继前方加减。

【处方】

当归 15g	红曲 1 袋	生地黄 20g	盐黄柏 12g
盐泽泻 12g	苦参 15g	牡丹皮 12g	酒川芎 12g
麸炒苍术 12g	赤芍 20g	知母 12g	甘草 6g
荆芥 12g	大黄 5g	水牛角（精）1 袋	

用法：水煎服，每日 3 次，饭后温服，两日 1 剂，共 8 剂。

三诊（2020 年 5 月 6 日）：患者自觉心烦易怒，五心烦热，汗出，瘙痒感减轻，口干舌燥、大便干结改善。舌红苔黄，脉弦滑。继前方加减。

【处方】

当归 15g	红曲 1 袋	生地黄 20g	盐黄柏 12g
盐泽泻 12g	茯苓 30g	牡丹皮 12g	酒川芎 12g
麸炒苍术 12g	白芍 12g	白花蛇舌草 30g	甘草 6g
荆芥 12g	大黄 5g	水牛角（精）1 袋	

用法：水煎服，每日 3 次，饭后温服，两日 1 剂，共 8 剂。

四诊（2020 年 5 月 22 日）：患者自觉眼花，五心烦热，汗出减少，皮肤瘙痒改善，口干舌燥。舌红苔黄，脉弦滑。继前方加减。

【处方】

当归 15g	生地黄 20g	盐黄柏 12g	盐泽泻 12g
茯苓 30g	牡丹皮 12g	白芍 12g	麸炒苍术 12g
赤芍 20g	白花蛇舌草 30g	甘草 6g	防风 12g
大黄 5g	夏天无 1 袋	水牛角（精）1 袋	

用法：水煎服，每日 3 次，饭后温服，两日 1 剂，共 8 剂。

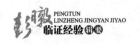

五诊（2020 年 6 月 7 日）：患者述大便不成形，心累气短，心烦易怒，口干舌燥。舌红苔黄，脉弦数。继前方加减。

【处方】

当归 15g	生地黄 20g	盐黄柏 12g	荆芥 12g
茯苓 30g	牡丹皮 12g	白芍 12g	赤芍 20g
白花蛇舌草 30g	甘草 6g	徐长卿 25g	酒大黄 4g
夏天无 1 袋	穿山龙 30g	水牛角（精）1 袋	

用法：水煎服，每日 3 次，饭后温服，两日 1 剂，共 8 剂。

【经验总结】

银屑病是一种常见的慢性复发性炎症性皮肤病，其特征为红色或棕褐色斑丘疹或斑块，表面覆盖银白色鳞屑，边界清楚，多半发生于头皮及四肢伸面，少数患者有脓疱性损害或关节炎症状，或表现为全身皮肤发红、脱屑而呈红皮症。

中医对银屑病早有记载，认为其多属于"白疕""蛇虱""松皮癣"的范畴。《医宗金鉴·外科心法要诀·白疕》中记载："白疕之形如疹疥，色白而痒多不快，固由风邪客皮肤，亦由血燥难荣外。"本病的病因病机多认为是风热湿邪外袭，客于皮肤，入于血分，而发于肌肤，阻于经脉，或因情志不畅，郁而化火，饮食不节，湿热内生，火郁而发，达于肌肤，日久气血虚亏，经脉肌肤失养，干枯脱屑。本案选用知柏地黄汤滋补肾阴，清退虚火。方中的生地黄滋肾阴，益精髓；当归补血活血，调经止痛，润肠通便；泽泻泻肾降浊，牡丹皮泻肝火；茯苓渗脾湿，知母、黄柏清肾中伏火，清肝火；白芍养血调经、敛阴止汗；水牛角清热凉血，定惊解毒；红曲活血化瘀；白花蛇舌草清热解毒；夏天无活血通络，祛风除湿。

三、知柏地黄汤治疗痤疮

【诊疗概要】

冯某某，女，26 岁。

初诊（2020 年 7 月 24 日）：患者体瘦，鼻部、下巴区域脓疱样红色丘疹反复发作数月，触及有疼痛，无明显瘙痒感，皮肤时油腻，经行前期发作为甚，口干喜饮，纳食尚可，手足心热，经量减少半年、经色暗红，伴有血块，平素带下略多，微有腥味，睡眠尚可，大便秘结不畅，2～3 日方行，干燥，小便如常。舌红苔少，脉弦滑。

【诊疗思路】

彭老师认为本案患者为阴虚内热，灼伤血络，瘀而成痤。中医诊断：痤疮。治法：滋阴凉血，清热除湿。方选知柏地黄汤加减。

【处方】

山茱萸 12g	生地黄 15g	山药 30g	泽泻 12g
牡丹皮 12g	茯苓 12g	知母 12g	黄柏 12g
肉桂 3g	赤芍 12g	葛根 30g	酒大黄 4g
绞股蓝 30g	藏红曲 3g		

用法：水煎服，每日 3 次，饭后温服，两日 1 剂，共 3 剂。

二诊（2020 年 8 月 12 日）：患者便秘症状未减轻，其他症状均有缓解。

【处方】

山茱萸 12g	生地黄 15g	山药 30g	泽泻 12g
牡丹皮 12g	茯苓 12g	栀子 12g	黄柏 12g
白芷 8g	赤芍 12g	葛根 30g	大黄 5g
薏苡仁 30g	藏红曲 3g		

用法：水煎服，每日 3 次，饭后温服，两日 1 剂，共 3 剂。

【经验总结】

彭老师根据患者描述病情选用知柏地黄丸加减，痤疮多由肾阴不足、肺胃风热、湿热上越肌肤，壅滞颜面为患，故选用滋阴补肾、清肺胃热、除湿排毒、解毒化瘀的中药，重在治本。生地黄填精益髓、滋补阴精，山茱萸补阳肝肾，山药脾肾双补，既补肾固精，又补脾以助后天生化之源，君臣相伍，补肝脾肾，即所谓"三阴并补"。凡补肾精之法，必当泻其"浊"，方可存其"清"，而使阴精得补。肾为水火之宅，肾虚则水泛，阴虚而火动，故以泽泻利湿泻浊，并防生地黄之滋腻，牡丹皮清泻相火，并制山茱萸之温涩，茯苓健脾渗湿，配山药补脾而助键运，此三药合用，即所谓"三泻"，泻湿浊而降相火；六药合用，补泻兼施，泻浊有利于生精，降火有利于养阴，诸药滋补肾之阴精而降相火；黄柏清热燥湿，泻下焦相火，治湿热下注诸证及疮疡肿毒，知母入肾经，能滋肾阴，泻肾火；薏苡仁利水渗湿，排脓，解毒散结，藏红曲能

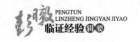
活血化瘀，白芷燥湿止带，消肿排脓，取肉桂 3g 引火归元，大黄使热毒下泄，治热毒痈肿，诸药合用以达滋阴补肾、清肺胃热、除湿排毒、解毒化瘀的目的。

四、血府逐瘀汤治疗斑秃

【诊疗概要】

陈某某，男，10 岁。

初诊（2020 年 7 月 27 日）：患者头发成片迅速脱落，形成多个不规则的脱发区，脱落的头发大多数还可以再长出来，但很快再次发生脱落，脱发区头皮无皮疹、无炎症、无鳞屑，皮肤不油腻，脱发区域的头皮正常、光滑，此症状已持续半年余。患病以来，患者精神可，纳食可，无口干，二便如常。舌红微黯，苔薄白，脉滑。

【诊疗思路】

本案患者的主要症状为脱发，无其他明显不适，中医四诊中只有舌略黯。彭老师认为发为血之余，治疗本病应从营血亏虚，生发无源入手。但一味补血反而易生滋腻，故治疗通过活血化瘀，补益精血入手，方选血府逐瘀汤加减。

【处方】

桃仁 10g	红花 5g	当归 15g	熟地黄 12g
川芎 12g	赤芍 12g	怀牛膝 25g	苍术 12g
柴胡 12g	丹参 25g	甘草 5g	白芷 12g
制何首乌 25g	绞股蓝 20g	枸杞子 25g	

用法：水煎服，每日 3 次，饭后温服，两日 1 剂，共 5 剂。

二诊（2020 年 8 月 10 日）：患者脱发区长出细小白茸毛发，无其他明显不适。继续在前方的基础上加减。

【处方】

桃仁 10g	红花 5g	当归 15g	熟地黄 12g
川芎 12g	山楂 12g	怀牛膝 25g	苍术 12g
柴胡 12g	丹参 25g	甘草 5g	藁本 10g
制何首乌 25g	灵芝 12g	枸杞子 25g	

用法：水煎服，每日 3 次，饭后温服，两日 1 剂，共 5 剂。

【经验总结】

彭老师采用活血化瘀，通窍生发，滋阴养血的治疗手法，选用血府逐瘀汤加减。其中滋阴养血之药以何首乌与当归为首选。何首乌甘温无毒，入肝、肾二经，具有补益肝肾，养血祛风的功效，向为治疗肝肾阴亏，发须早白之良药。故《本草纲目》称其："固精益肾，健筋骨，乌须发，不寒不燥，功在地黄、天门冬诸药之上。"现代药理研究其含有超氧化物歧化酶（SOD），具有抗衰老的作用，临床应用日益广泛。当归"其味甘而重，故专能补血，其气轻而辛，故又能行血，补中有动，行中有补，诚血中之气药，亦血中之圣药也"（《景岳全书》），故亦是治疗斑秃的优选。

五、麻黄连翘赤小豆汤加减治疗风疹

【诊疗概要】

陈某某，女，5 岁 3 月。

初诊（2018 年 7 月 22 日）：患儿皮肤起红色皮疹，略高出皮面，瘙痒不适，伴咳嗽，口渴思饮，身热，喉间略有痰鸣，胃纳不佳，大便尚可，小便色黄，舌红苔腻，脉浮滑。

【诊疗思路】

患者的主要症状为红色皮疹，瘙痒，咳嗽身热。中医辨证为外感风热，营卫不和，治疗予以解表清热，祛风止痒，方选麻黄连翘赤小豆汤加减。

【处方】

麻黄 4g	连翘 12g	赤小豆 15g	苦杏仁 12g
桑白皮 15g	蝉蜕 5g	甘草 4g	地龙 10g
石膏 25g	山楂 12g	乌梅 12g	防风 10g
牡丹皮 12g	黄芩 12g		

用法：水煎服，每日 3 次，饭后温服，两日 1 剂，共 2 剂。

【外用处方】

芒硝 30g	大黄 30g	苦参 30g	乌梅 30g
地肤子 30g			

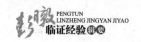
用法：水煎服，每日 3 次，饭后温服，两日 1 剂，共 2 剂。

二诊（2018 年 7 月 28 日）：患儿咳嗽已止，皮疹此消彼起，瘙痒仍在，以消风散治之。

【处方】

荆芥 10g	防风 10g	黄芩 12g	蝉蜕 5g
苍术 12g	赤芍 12g	石膏 20g	知母 12g
虎杖 15g	地肤子 15g	生地 12g	木通 10g
甘草 4g	白鲜皮 15g	乌梅 12g	

用法：水煎服，每日 3 次，饭后温服，两日 1 剂，共 2 剂。

【外用处方】

芒硝 30g	大黄 30g	苦参 30g	乌梅 30g
地肤子 30g			

用法：中药 3 剂，每天一剂，水煎，中药外用。

三诊（2018 年 8 月 3 日）：患儿皮疹瘙痒减轻，仍有新起之皮疹，遵前法治之。

【处方】

荆芥 10g	防风 10g	徐长卿 12g	蝉蜕 5g
苍术 10g	白芍 12g	石膏 25g	知母 10g
当归 10g	乌梅 12g	生地 12g	木通 10g
甘草 5g	白鲜皮 15g	地龙 10g	

用法：水煎服，每日 3 次，饭后温服，两日 1 剂，共 2 剂。

四诊（2018 年 8 月 10 日）：皮疹已止，略有瘙痒，遵前法治之。

【处方】

荆芥 10g	防风 10g	牡丹皮 12g	蝉蜕 5g
苍术 10g	白芍 12g	石膏 25g	知母 10g
当归 10g	乌梅 12g	生地 12g	赤芍 12g
甘草 5g	僵蚕 12g	地龙 10g	

用法：水煎服，每日 3 次，饭后温服，两日 1 剂，共 2 剂。

【经验总结】

此案首以麻黄连翘赤小豆汤加减，苦杏仁能止咳平喘；黄芩解毒清肺热以泄皮毛之邪；取麻黄温散寒邪、宣肺之功效；更以连翘、赤小豆、桑白皮清热解毒，消肿散结，兼顾风疹与咳嗽。后以消风散加减，此方荆芥辛苦而温，芳香而散，气味轻扬入气分，驱散风邪；防风其气不轻扬，能散入于骨肉之风，两药相合宣散在表之风邪；僵蚕祛风散结，协助主药透达表热；牡丹皮、生地理血和血；甘草解毒，调和诸药；白鲜皮、地肤子清热除湿；当归、白芍、赤芍滋阴养血，使营阴内守；逐层用药，抽丝剥茧，收取全功。

六、知柏地黄丸加减治疗银屑病

【诊疗概要】

胡某某，男，10 岁。

初诊（2019 年 11 月 9 日）：患者确诊银屑病 1 年余，睾丸周围、前胸、后背、头皮反复发作，发作时表现为境界清楚、形状大小不一的红斑，周围有炎性红晕，部分皮肤表面覆盖多层银白色鳞屑，皮肤干燥，虽然旧皮损有所消退，但新皮损不断出现，皮损此起彼伏，范围扩大，抓破可见渗血。患者近期小范围发作，关节无疼痛，皮肤干燥，无灼热感，无痒痛感，少量掉皮，纳可，大便正常，少汗，口干。舌红苔薄干，脉弦细。

【诊疗思路】

患者银屑病反复发作，主要表现为皮肤红斑，伴有炎性红晕和银白色鳞屑，皮肤干燥。彭老师认为本病的主要病机为阴血亏虚，血虚生风而致皮肤脱屑反复发作。治疗应以滋阴养血为本，凉血祛风为标。中医诊断：白疕。治以滋阴养血，凉血祛风，方选知柏地黄丸加减。

【处方】

茯苓 12g	牡丹皮 12g	生地黄 15g	山药 30g
山茱萸 12g	赤芍 15g	水牛角 25g	荆芥 12g
苦参 12g	酒大黄 3g	甘草 6g	土茯苓 25g
防风 10g	酒丹参 25g	千里光 25g	醋五味子 10g

用法：水煎服，每日 3 次，饭后温服，两日 1 剂，共 7 剂。

二诊（2019 年 11 月 23 日）：患者银屑病严重发作期，皮肤无灼热感，无痒痛感，大便正常。

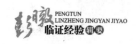

【处方】

茯苓 12g	牡丹皮 12g	生地黄 15g	山药 30g
山茱萸 12g	赤芍 15g	水牛角 25g	荆芥 12g
苦参 12g	酒大黄 3g	甘草 6g	土茯苓 25g
蝉蜕 5g	酒丹参 25g	千里光 25g	乌梅 12g

用法：水煎服，每日 3 次，饭后温服，两日 1 剂，共 7 剂。

三诊（2019 年 12 月 3 日）：患者服药后，症状较前大有缓解，仍遵前法治之。

【处方】

茯苓 12g	牡丹皮 12g	生地黄 18g	山药 30g
山茱萸 12g	赤芍 15g	水牛角 25g	荆芥 12g
苦参 12g	酒大黄 3g	甘草 6g	土茯苓 25g
酒丹参 25g	千里光 25g	山楂 12g	僵蚕 10g

用法：水煎服，每日 3 次，饭后温服，两日 1 剂，共 7 剂。

四诊（2019 年 12 月 23 日）：患者除睾丸处复作外，其他部位已好转，无脱屑现象。

【处方】

茯苓 12g	牡丹皮 12g	生地黄 18g	紫草 12g
山茱萸 12g	赤芍 15g	水牛角 25g	荆芥 12g
苦参 12g	酒大黄 3g	甘草 6g	土茯苓 25g
山楂 12g	当归 12g	土鳖虫 6g	地龙 10g

用法：水煎服，每日 3 次，饭后温服，两日 1 剂，共 7 剂。

五诊（2020 年 1 月 4 日）：患者银屑病静止期，无扩散和新发，无其他不适。

【处方】

茯苓 12g	牡丹皮 12g	生地黄 18g	山茱萸 12g
赤芍 12g	水牛角 25g	荆芥 12g	酒大黄 3g
甘草 6g	土茯苓 25g	炒山楂 12g	紫草 12g
当归 12g	土鳖虫 6g	白芍 12g	僵蚕 10g

用法：水煎服，每日 3 次，饭后温服，两日 1 剂，共 10 剂。

【经验总结】

银屑病或由于素体营血亏损，耗伤阴血，阴血亏虚，血热内蕴，导致化燥生风，肌肤失养；或因风热湿邪外袭，客于皮肤，入于血分，而发于肌肤，阻于经脉，或因情志不畅，郁而化火，饮食不节，湿热内生，火郁而发，达于肌肤，日久则气血虚亏，经脉肌肤失养，干枯脱屑。此例患者10岁患此顽疾，似有先天之不足，而以阴器区域明显，为下元不足及湿滞于下焦的征象，故以燥湿益肾之知柏地黄丸加减，知柏地黄丸是由补阴代表方六味地黄丸（熟地黄、山萸肉、山药、泽泻、牡丹皮和茯苓）加知母、黄柏而成，加强了滋阴清相火的作用。彭老师先采用养阴润燥、息风凉血、清热解毒之药治疗。荆芥、防风祛风止痒、透散邪气，可增强皮肤血液循环，增强汗腺分泌。千里光能清热除湿止痒，清肝明目，苦参能清热燥湿，杀虫止痒，还对毛癣菌、黄癣菌、红色表皮癣菌等皮肤真菌具有不同程度的抑制作用。蝉蜕能疏散风热，透泄热毒，水牛角、紫草清热凉血、活血解毒、透疹消斑。木火刑金，金复伐木，患者皮损反复难愈，久之热灼津液成痰，湿热互结，内伤脾胃，治以健脾利湿、补气固卫，既能治标又能固本，避免复发。二诊时患者处于银屑病严重发作期，皮肤无灼热感，无痒痛感，大便正常，表示首诊用药效力尚未显现，因而后续彭老师仍以知柏地黄丸加减，家师识准病机，虽首诊用药后，看似效力不显，后续仍以该法治之，在白疕病程长的特点下，以其核心病机为准，而守法得佳效。向我辈强调了识准病机的重要性。

七、滋水清肝饮治疗肾虚生斑

【诊疗概要】

宋某某，女，39岁。

初诊（2019年5月30日）：患者面部长暗褐色雀斑1年，加重2月。患者1年前无明显诱因面部生出暗褐色雀斑，主要部位在面部双侧下眼睑的下部。面颊部也可见暗黑色雀斑，呈不规则片状。雀斑色泽晦暗，无光泽。患者近2月来面部雀斑的面积明显增大，并伴有全身疲乏，睡眠较差，腰膝酸痛明显。平素不易出汗。月经量少，白带色暗黄，有异味。舌红，苔少，脉细数。

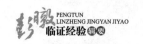

【诊疗思路】

本案患者主症为面部暗褐色雀斑并伴有腰膝酸软。彭老师认为，肾主水，其色黑，又见白带色暗有异味，为湿热下注。故辨证为肾虚夹湿。治疗予以补肾除湿，方选滋水清肝饮加减。

【处方】

山茱萸 12g	生地 12g	莪术 12g	泽泻 12g
牡丹皮 12g	茯苓 12g	当归 12g	赤芍 20g
枸杞子 20g	五味子 12g	白芷 12g	淫羊藿 30g
仙茅 12g	补骨脂 20g		

用法：水煎服，每日 3 次，饭后温服，两日 1 剂，共 3 剂。

【外用处方】

丹参 30g	白芷 12g	制白附子 20g	白花蛇舌草 30g

用法：3 剂，煎水外洗，每日两次。

二诊（2019 年 6 月 5 日）：患者面部雀斑无明显变化，自觉全身疲乏现象有所减轻。腰膝酸痛也稍有缓解。告知患者中医治病重在调节全身气血而达到治雀斑的目的。治斑的效果不会很快。继续上述治疗方案，稍做改动。

【处方】

山茱萸 12g	生地 12g	莪术 12g	泽泻 12g
牡丹皮 12g	茯苓 12g	当归 12g	赤芍 20g
墨旱莲 20g	五味子 12g	白芷 12g	淫羊藿 30g
仙茅 12g	女贞子 20g		

用法：水煎服，每日 3 次，饭后温服，两日 1 剂，共 5 剂。

【外用处方】

丹参 30g	白芷 12g	制白附子 20g	苍术 20g

用法：3 剂，煎水外洗，每日两次。

三诊（2019 年 6 月 16 日）：患者面部雀斑颜色稍稍变淡。自述全身乏力、腰部双膝酸痛症状已基本消失。近日来睡眠较差，整夜难以入睡。考虑患者因肾虚导致心肾不交，故夜间难以入睡，上方又增加补益之品，加重了患者睡眠困难的程度。本次治疗适当减少补益之品，增加安神之力。

【处方】

山茱萸 12g	生地 12g	莪术 12g	泽泻 12g

| 牡丹皮 12g | 茯苓 12g | 当归 12g | 墨旱莲 20g |
| 五味子 12g | 白芷 12g | 合欢皮 30g | 夜交藤 30 |

用法：水煎服，每日 3 次，饭后温服，两日 1 剂，共 5 剂。

【外用处方】外洗药及用法同上。

四诊（2019 年 6 月 27 日）：患者面部雀斑无明显变化，其他症状已大部分缓解，睡眠明显改善。考虑患者肾虚症状已大部分缓解，但面部雀斑发病时间较久，肾虚导致的湿邪停滞短时间难以见效，考虑久病成瘀，久病入络。治疗在守方久治。处方稍做变动，增加化瘀除湿力量。

【处方】

山茱萸 12g	生地 12g	莪术 12g	泽泻 12g
牡丹皮 12g	茯苓 12g	当归 12g	薏苡仁 30g
五味子 12g	白芷 12g	苏木 30g	夜交藤 30
桃仁 12g			

用法：水煎服，每日 3 次，饭后温服，两日 1 剂，共 10 剂。

【外用处方】

| 苍术 30g | 白芷 20g | 制白附子 30g |

用法：10 剂，煎水外洗，每日两次。

五诊（2019 年 7 月 17 日）：患者面部雀斑较前明显变淡，考虑患者治疗已初步见效，上述治疗不变，继续服用上方一月后停止治疗。

【经验总结】

本病案中患者的病机为肾虚夹湿，由此导致面部雀斑出现，并伴有明显的肾虚症状。本案的辨证并不难，难在患者的最主要的治疗目的是减少面部的雀斑，而对于其他伴随症状关注较少。对于面部雀斑的治疗，中医主张治外先治内。先把内部的气血功能调理正常后再来治疗面部的雀斑。这一点在部分情况下不能得到患者的理解，许多患者因此而停止治疗。彭老师治疗此病时常常标本同治。内服药以补肝肾、除湿热为主，以治本；外用药以清热除湿为主，而治标，在治疗的同时彭老师会细心向患者交代本次治疗的时间较长，起效的时间也比较慢，以提高患者的信心。这时，关键是要得到患者的信任，才能让患者做出正确的判断，以免耽误治疗。本方治疗用滋水清肝饮为基础方进行加减。滋水清肝饮为补肾清肝的主要方剂，是六味地黄丸和丹栀逍遥散的合方。本案中增加了补肾的药物，加用了补骨脂、淫羊藿等，同时去掉了方中清火的

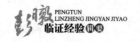

栀子。因有外用药除湿，内服药则以补肾为主。同时在内服和外用药中都用到了白芷。白芷一方面有清阳明热邪的作用，同时又有美白肌肤的作用。《日华子本草》："治目赤胬肉及补胎漏滑落，破宿血，补新血，乳痈、发背、瘰疬、肠风、痔瘘、排脓、疮痍疥癣，止痛生肌，去面皯疵瘢。"

第十章　其他疾病

一、竹叶石膏汤治疗口腔溃疡

【诊疗概要】

陈某某，女，55岁。

初诊（2019年9月30日）：患者因"口腔溃疡反复发作1月"求诊。近一月来患者口腔溃疡反复发作，发作时疼痛明显。曾服用维生素类药物和清热止痛药，溃疡疼痛有一定缓解，但停药后口腔溃疡再次发作，疼痛程度明显增加，遂求中医治疗。最近患者容易感冒，常觉全身疲乏无力，动则汗出。晨起时口干，咽干，口苦明显。不欲饮食，食则腹胀欲呕吐，大便干结，小便短赤。望诊见口腔内侧多个大小不等白色溃疡点，脉滑数，舌质红，苔少。

【诊疗思路】

考虑患者为外感后热病伤阴、阴液不足而致口腔溃疡反复发作。治疗予以清热养阴，方选竹叶石膏汤加减。

【处方】

竹叶12g	石膏30g	法半夏12g	麦冬20g
太子参15g	甘草6g	白芍12g	五味子12g
建曲15g	白豆蔻12g	蒲公英30g	

糯稻根颗粒3袋（兑服）

用法：水煎服，每日3次，饭后温服，两日1剂，共2剂。

医嘱：忌食辛辣油腻。

二诊（2019年10月5日）：患者述口腔溃疡疼痛程度较前有明显减轻，

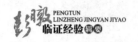
但全身乏力症状和食欲不振无明显缓解，口苦口干、咽部不适仍存在，大便秘结，小便短赤。脉滑数。于上方中稍增加益气养阴之力。

【处方】

竹叶 12g	石膏 30g	法半夏 12g	麦冬 20g
太子参 30g	甘草 6g	白芍 12g	射干 15g
山楂 30g	白豆蔻 12g	龙胆草 8g	虎杖 30g
天花粉 30g	糯稻根颗粒 3 袋（兑服）		

用法：水煎服，每日 3 次，饭后温服，两日 1 剂，共 2 剂。

医嘱：忌食辛辣油腻。

三诊（2019 年 10 月 9 日）：服用上方后，患者口腔溃疡疼痛已基本消失，望诊口腔内溃疡点已基本消失，全身乏力和食欲不振出现次数已明显减少。大便干结、小便短赤情况仍无明显改善。建议患者继续服用上方。

【处方】

竹叶 12g	石膏 30g	法半夏 12g	麦冬 20g
太子参 30g	甘草 6g	白芍 12g	射干 15g
山楂 30g	白豆蔻 12g	虎杖 30g	天花粉 30g
糯稻根颗粒 3 袋（兑服）			

用法：水煎服，每日 3 次，饭后温服，两日 1 剂，共 2 剂。

医嘱：忌食辛辣油腻。

四诊（2019 年 10 月 13 日）：患者口腔溃疡已无再发。全身乏力和食欲状况也明显改善。舌质淡红，苔薄白，脉略滑。建议患者继续服用 2 剂中药巩固疗效后可停止治疗。

【处方】

竹叶 12g	石膏 30g	法半夏 12g	麦冬 20g
太子参 30g	甘草 6g	白芍 12g	射干 15g
山楂 30g	白豆蔻 12g	虎杖 30g	天花粉 30g
糯稻根颗粒 3 袋（兑服）			

用法：水煎服，每日 3 次，饭后温服，两日 1 剂，共 2 剂。

医嘱：忌食辛辣油腻。

【经验总结】

本案患者反复感冒后热病伤阴导致阴液不足出现口腔溃疡反复发作。口腔溃疡的出现首先考虑热邪伤阴耗血，使用清热解毒药大多有一定的疗效。但本案患者感冒后出现体内有热的症状和热邪伤气、气阴两虚的症状，在治疗时，首先选用治疗热病后期的竹叶石膏汤，并在本方的基础上添加有消食和通便作用的药物，即随症加减。随着患者病情的变化，逐渐增加养阴的力量。本案患者病情又被称为肠胃型感冒。肠胃型感冒，多以感冒症状合并腹泻为常见。而本案患者的症状以口腔溃疡和大便干结为主，应予以重视。在治疗过程中益气养阴用到了生脉饮，但是以太子参代替人参。相对于人参而言，太子参更偏于养阴。方中用到的糯稻根性甘、平，归心、肝经，具有益胃生津，止汗退热的功效，可治气虚自汗、阴虚盗汗，兼口渴者尤为适宜。本品可以单品煎服，也可与浮小麦、红枣同用。用于治疗虚热不退时可与沙参、麦冬、地骨皮等养阴清虚热药同用。

二、参苓白术散治疗口腔溃疡

【诊疗概要】

朱某某，女，78岁。

初诊（2019年9月10日）：患者口腔溃疡反复发作一年。患者近一年出现口腔溃疡反复发作。溃疡时发时止，疼痛不甚，伴有口干，不欲饮水，食欲较差，腹泻，每日4~5次，偶有便血。睡眠较差，不易入睡，易惊醒。曾于外院诊断为"肝硬化""干燥综合征"。腹部彩超检查提示脾大。望诊见口腔内有少量白色溃疡点，无出血，无明显红肿。身体消瘦，双下肢浮肿。舌质红，苔少；双侧脉细弱微数。

【诊疗思路】

本案患者考虑为肝木克脾土。脾虚中气下陷而致腹泻。长期腹泻导致阴液受损，而津液不能上承于口。口腔不能得到正常濡养而致口腔干燥或溃疡反复发作。方选参苓白术散加减。

【处方】

白人参12g	沙参25g	黄芪40g	赤芍12g
薏苡仁30g	砂仁12g	桔梗12g	白扁豆30g
茯苓12g	甘草6g	白术12g	山药30g

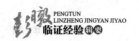

天门冬 20g　　　　　五味子 12g　　　糯稻根颗粒 3 袋（兑服）

用法：水煎服，每日 3 次，饭后温服，两日 1 剂，共 3 剂。

二诊（2019 年 9 月 16 日）：患者述服用上方后，每日腹泻次数变为 1 或 2 次。口腔溃疡疼痛程度减轻。方药与病情相应，效不更方，继续上方治疗，增加益气之力。

【处方】

白人参 15g	沙参 25g	黄芪 50g	赤芍 12g
薏苡仁 30g	砂仁 12g	桔梗 12g	乌梅 16g
茯苓 12g	甘草 6g	白术 20g	山药 30g
麦冬 20g	五味子 12g	糯稻根颗粒 3 袋（兑服）	

用法：水煎服，每日 3 次，饭后温服，两日 1 剂，共 3 剂。

三诊（2019 年 9 月 20 日）：患者述全身状况已有明显好转，口腔溃疡已基本痊愈，便血也基本消失，大便不成形。口干状况较前好转，但双下肢浮肿仍比较明显。考虑患者久病，脾土亏虚严重，口腔溃疡只是疾病表象中的一项，治本还应以治虚为主。于处方中增加健脾益气之力。

【处方】

白人参 30g	沙参 25g	黄芪 60g	薏苡仁 30g
砂仁 12g	乌梅 16g	茯苓 12g	甘草 6g
白术 30g	山药 30g	麦冬 20g	五味子 12g

糯稻根颗粒 3 袋（兑服）

用法：水煎服，每日 3 次，饭后温服，两日 1 剂，共 3 剂。

四诊（2019 年 9 月 26 日）：患者述服用上方后精神较治疗前有所改善，其余无明显变化。效不更方，建议患者继续服用此方治疗。

【处方】

白人参 30g	沙参 25g	黄芪 60g	薏苡仁 30g
砂仁 12g	乌梅 16g	茯苓 12g	甘草 6g
白术 30g	山药 30g	麦冬 20g	五味子 12g

糯稻根颗粒 3 袋（兑服）

用法：水煎服，每日 3 次，饭后温服，两日 1 剂，共 5 剂。

五诊（2019 年 10 月 7 日）：患者述服用上方后，全身情况无明显变化。继续服用上方治疗。

用法：水煎服，每日3次，饭后温服，两日1剂，共5剂。

随访：患者后因肝硬化症状加重而进行西医治疗，主动停止了中药治疗。但在中药治疗过程中口腔溃疡基本没有发作。

【经验总结】

本案患者口腔溃疡与前一病案患者口腔溃疡的基本病机均为阴液亏虚，气阴两虚。症状也有很多相似之处。但前一案例的患者是由于热病伤阴造成阴液不足，导致口腔溃疡的出现。本案患者的阴液不足是由于脾虚久泻造成的。本案中患者体质较差，有基础疾病且病程长、病情重。口腔溃疡只是疾病众多症状中的一项，但此症给患者带来的痛苦最为明显，治疗时不仅要考虑到口腔溃疡的特性，还要考虑到久泻的特性，尽量做到标本兼治。由于患者肝硬化、脾大是不可逆的严重器质性病变，难以治愈，治疗溃疡时从脾虚泄泻处方，而没有更多考虑肝硬化的情况。治疗结束后虽然对肝硬化没有明显改善，但患者治疗后口腔溃疡已基本不再发作，也是治疗的效果之一。治疗所用的主要方剂为李东垣的参苓白术散。参苓白术散的主要功效为补脾止泻，但此方补气之力稍弱，故方中重用黄芪、白人参以补益正气，同时配伍麦冬、五味子。麦冬、五味子为生脉饮的组成药物。生脉饮善补气养阴，患者腹泻日久，阴液亏虚严重而至口腔溃疡反复发作，故治疗本病止泻为首要目的。方中加用乌梅，因乌梅既有治久泻的功效，又有敛疮生肌的功效。

三、参芪地黄汤治疗口腔溃疡

【诊疗概要】

曾某某，男，71岁。

初诊（2019年10月26日）：患者曾患有肾病综合征，目前停药半年，复查无复发。口腔溃疡反复发作，刻下口腔黏膜溃疡凹陷、周围红肿、疼痛明显，食辛辣或温热食物疼痛加重，溃疡处久久不能愈合，口淡无味，不喜饮水，消谷善饥，厌油，纳少，舌尖疼痛，口有浊气，腿脚发软，疲乏无力，视物昏花，腹中漉漉作响，音响时低时高，无腹泻，夜尿频数，每晚3～5次，心烦易怒，眠可。镜面舌，脉沉。

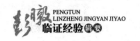

【诊疗思路】

本案为肾病患者，主症为口腔溃疡反复发作。彭老师认为，肾病日久会耗气伤阴，气阴亏虚为其根本病机。治疗应以益气养阴为主。治法：益气养阴。方选参芪地黄汤。

【处方】

党参 30g	茯苓 12g	黄芪 30g	牡丹皮 12g
山药 30g	泽泻 12g	山茱萸 12g	生地黄 15g
麦冬 20g	薏苡仁 30g	甜叶菊 3g	甘草 6g
木通 12g	郁金 12g		

用法：水煎服，每日 3 次，饭后温服，两日 1 剂，共 3 剂。

二诊（2019 年 11 月 2 日）：患者无明显好转。

【处方】

党参 30g	茯苓 12g	黄芪 30g	牡丹皮 12g
山药 30g	泽泻 12g	山茱萸 12g	生地黄 15g
麦冬 20g	薏苡仁 30g	甜叶菊 3g	甘草 6g
金樱子 12g	玄参 12g	姜黄 12g	

用法：水煎服，每日 3 次，饭后温服，两日 1 剂，共 3 剂。

三诊（2019 年 11 月 9 日）：患者上述症状较前轻微减轻，镜面舌。

【处方】

茯苓 12g	黄芪 30g	牡丹皮 g	山药 30g
泽泻 12g	山茱萸 12g	生地黄 15g	麦冬 20g
甜叶菊 3g	甘草 6g	玄参 25g	太子参 20g
桔梗 12g	枸杞子 30g	酒续断 30g	

用法：水煎服，每日 3 次，饭后温服，两日 1 剂，共 3 剂。

四诊（2019 年 11 月 16 日）：患者新发口腔溃疡，其他症状继续减轻，镜面舌。

【处方】

茯苓 12g	黄芪 30g	牡丹皮 12g	山药 30g
泽泻 12g	山茱萸 12g	生地黄 15g	麦冬 20g
肉桂 3g	甘草 6g	赤芍 12g	黄连 8g
木通 12g	枸杞子 30g	酒续断 30g	乌梅 12g

用法：水煎服，每日 3 次，饭后温服，两日 1 剂，共 3 剂。

五诊（2019 年 11 月 26 日）：患者本次就诊无新发口腔溃疡，溃疡处逐渐愈合，镜面舌。

【处方】

茯苓 12g	黄芪 30g	牡丹皮 12g	山药 30g
泽泻 12g	山茱萸 12g	生地黄 15g	麦冬 20g
郁金 12g	甘草 6g	玄参 25g	鸡内金 12g
枸杞子 30g	酒续断 30g	乌梅 12g	

用法：水煎服，每日 3 次，饭后温服，两日 1 剂，共 5 剂。

【经验总结】

脾开窍于口，其华在唇，脾络布于舌下，心开窍于舌，心脉布于舌上，肾脉连咽系舌本，两颊与龈属胃与大肠，牙齿属肾，任、督等经脉均上络口腔唇舌。虽然口腔溃疡的病变在口腔，但其病变脏腑涉及心、脾、胃、肾，无论是外感、食伤，还是正虚，其主要的病理变化都是心、脾、胃、肾四脏腑的功能失调。火热上炎是本病的基本病理改变，除外感六淫之邪可以郁久化热，内伤乳食也可蕴热化火，正虚阴亏液耗，水不制火，也可致虚火上炎。彭老师选用参芪地黄汤加减，滋阴降火、泻热利湿，养阴生津来达到治疗目的。甜叶菊可以养阴生津，消除阴阴不足引起的口干口渴，还能促进脾胃的消化功能；麦冬养阴润肺、益胃生津，清心除烦；枸杞子滋补肝肾；玄参清热生津、滋阴润燥；桔梗含有桔梗皂苷，桔梗皂苷有增强抗炎和免疫功能的作用，对应激性溃疡有预防作用；续断能补益肝肾，通利血脉，续筋健骨，促进愈合，还有治疗维生素 E 缺乏症的作用。患者前两诊症状都未见明显改善，三诊之后还出现了明显的变证。但第四诊加肉桂引火归元，加乌梅收敛疮口，合甘草酸甘化阴，滋润口腔，取得了良好的疗效。

四、滋水清肝饮治疗面部潮热

【诊疗概要】

刘某某，女，20 岁。

初诊（2020 年 6 月 7 日）：患者因面部时时潮热、发红求诊。自述近 2 年

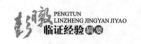
来时常感觉面部潮热，遇热明显，伴有咽痛。平素怕冷，食欲不振。易汗出，无腰膝酸痛等症状。月经量少，色黑，有血块。月经周期提前 2～4 天。脉细数，舌质红，少苔。

【诊疗思路】

本案患者主要表现为面部潮热，同时伴有咽痛，畏寒，汗多。彭老师综合考虑患者诸多症状，认为患者只有面部潮热，虽无明显的五心烦热、口干喜饮等症状，但考虑患者汗多、月经量少、脉细数，其病机仍为气阴亏虚。应治以益气养阴。

【处方】

山茱萸 12g	生地 12g	泽泻 12g	牡丹皮 12g
茯苓 12g	墨旱莲 30g	赤芍 12g	柴胡 12g
丹参 30g	枸杞子 20g	白芍 12g	鳖甲 12g

糯稻根颗粒 3 袋（兑服）

用法：水煎服，每日 3 次，饭后温服，两日 1 剂，共 4 剂。

医嘱：注意保暖，忌生冷。

二诊（2020 年 6 月 15 日）：患者自述服用上方后面部潮热感稍减轻。但面色仍较红，咽部疼痛与汗多仍存在。患者述月经将至。考虑患者经血不畅，在滋阴的基础上增加活血之力。于上方中加入活血之药，其余治疗不变。

【处方】

山茱萸 12g	生地 12g	泽泻 12g	牡丹皮 12g
茯苓 12g	墨旱莲 30g	赤芍 12g	丹参 30g
柴胡 12g	丹参 30g	枸杞子 20g	白芍 12g
鳖甲 12g	莪术 12g	刘寄奴 30g	

糯稻根颗粒 3 袋（兑服）

用法：水煎服，每日 3 次，饭后温服，两日 1 剂，共 4 剂。

三诊（2020 年 6 月 23 日）：患者自述服用上方后，身体无明显不适。面部潮热和前几次无明显差别。但本次月经来潮月经量较前增多，血块减少。考虑患者肾阴虚症状主要体现为面部潮热，可能与体内阴虚与湿热有关。上方去活血之品，加除湿热养阴类药物。

【处方】

山茱萸 12g	生地 12g	泽泻 12g	牡丹皮 12g

茯苓 12g	墨旱莲 30	赤芍 12g	柴胡 12g
丹参 30g	枸杞子 20g	白芍 12g	鳖甲 12g
黄柏 12g	苍术 12g	糯稻根颗粒 3 袋（兑服）	

用法：水煎服，每日 3 次，饭后温服，两日 1 剂，共 10 剂。

四诊（2020 年 7 月 1 日）：患者述服用上方后，面部潮热较前几日有所减轻，治疗方案初见成效。继续此方案治疗。

【处方】

山茱萸 12g	生地 12g	泽泻 12g	牡丹皮 12g
茯苓 12g	墨旱莲 30g	赤芍 12g	柴胡 12g
丹参 30g	枸杞子 20g	白芍 12g	鳖甲 12g
黄柏 12g	苍术 12g	糯稻根颗粒 3 袋（兑服）	

用法：水煎服，每日 3 次，饭后温服，两日 1 剂，共 10 剂。

五诊（2020 年 7 月 21 日）：患者述上次复诊继续服用上方后面部潮热已明显减轻。治疗期间，月经情况也较以前有所好转。建议患者继续服用上方 2 剂后停止治疗。

【经验总结】

一般治疗面部潮热多从祛除表邪入手，但本案中患者面部潮热并没有伴随表证，只是有月经量少的情况。患者面部有热感，只是患者自我感觉明显，虽然望诊感觉面色较红，但实际温度并未触及明显升高，这提示多为虚热。治疗先以补肾阴清肝热的滋水清肝饮为基础，治疗过程中在月经前期加用活血通经的药物，使患者瘀血得以消除，新血得生，但患者面部热感并没有明显缓解，考虑面部热感还可能与湿热有关，加用除湿热的药物后果然取得了较好的疗效。因此让患者坚持长期服药一段时间后症状得以痊愈。

五、六味地黄汤加减治疗阴虚自汗

【诊疗概要】

龚某某，男，27 岁。

初诊（2020 年 6 月 12 日）：患者因"全身汗多，伴腰部酸痛，手足心热 1 年，加重 3 月"求诊。患者最初无明显诱因出现全身汗多，动则汗出，汗如雨

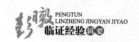

下，但夜间入睡后无汗；伴失眠多梦，食欲较差，腰部酸痛，手足心热。平素喜凉恶热。求诊时，汗出明显，上半身出汗较多，手足心也有明显汗出。患病以来患者精神尚可，大便干结，小便正常。脉细数，舌质红，苔少。

【诊疗思路】

本案患者主要症状为全身汗多，动则汗出，临床多辨为气虚自汗，但本案患者无明显气虚症状，反而伴有阴虚发热症状，又未见盗汗，故综合考虑，本案患者辨证为阴虚自汗，治疗予以滋阴敛汗。

【处方】

山茱萸 12g	牡丹皮 12g	茯苓 12g	金樱子 12g
五味子 12g	丹参 30g	生地 12g	山药 20g
枸杞子 20g	黄柏 12g	赤芍 12g	

用法：水煎服，每日 3 次，饭后温服，两日 1 剂，共 2 剂。

医嘱：忌生冷辛辣油腻。

二诊（2020 年 6 月 17 日）：患者服用上方后，出汗症状稍缓解，腰部酸痛无明显改变。考虑患者肾虚症状较为突出，于上方中增加补肾之品。考虑患者症状出现时间较久，汗多亡阳。增加补肾阳之力以达到从阳引阴的目的。

【处方】

山茱萸 12g	牡丹皮 12g	茯苓 12g	金樱子 12g
五味子 12g	生地 12g	山药 20g	枸杞子 20g
黄柏 12g	赤芍 12g	锁阳 20g	

用法：水煎服，每日 3 次，饭后温服，两日 1 剂，共 2 剂。

三诊（2020 年 6 月 22 日）：服用上方后，患者白天出汗的现象和前一诊时相比无明显变化，但腰部酸痛和手足心热的症状缓解较为明显。考虑患者肾虚症状已大部分缓解，治疗重点在出汗较多上，在上方基础上增加收敛固涩类药物。

【处方】

山茱萸 12g	牡丹皮 12g	茯苓 12g	金樱子 12g
五味子 12g	丹参 30g	生地 12g	山药 20g
枸杞子 20g	黄柏 12g	赤芍 12g	锁阳 20g
牡蛎 30g	麻黄根 25g		

用法：水煎服，每日 3 次，饭后温服，两日 1 剂，共 2 剂。

四诊（2020 年 6 月 26 日）：服用上方后，患者全身出汗的症状较前几日有明显减轻，腰部酸痛和手足心热的症状也有很大的改善。考虑治疗思路已中病机，治疗处方不变，继续以上方治疗。

【处方】

山茱萸 12g	牡丹皮 12g	茯苓 12g	金樱子 12g
五味子 12g	丹参 30g	生地 12g	山药 20g
枸杞子 20g	黄柏 12g	赤芍 12g	锁阳 20g
牡蛎 30g	麻黄根 25g		

用法：水煎服，每日 3 次，饭后温服，两日 1 剂，共 4 剂。

五诊（2020 年 7 月 4 日）：患者出汗和其他症状较前一诊时有进一步好转，精神较平素差，腰部偶有不适感。考虑患者久病，汗多伤气，在上方基础上增加益气养阴之品以收全功。

【处方】

山茱萸 12g	牡丹皮 12g	茯苓 12g	金樱子 12g
五味子 12g	丹参 30g	山药 20g	赤芍 12g
锁阳 20g	牡蛎 30g	麻黄根 25g	仙鹤草 30g

糯稻根颗粒 3 袋（兑服）

用法：水煎服，每日 3 次，饭后温服，两日 1 剂，共 5 剂。

【经验总结】

汗证中医多分为气虚自汗和阴虚盗汗两种。二者的鉴别点为动则汗出和睡则汗出。本案中患者一方面表现为动则汗出，睡则汗止，另一方面全身表现出一派肾阴亏虚的症状。在辨证论治时医生要综合考虑。彭老师在治疗本病时将患者出汗的症状和全身症状相比，认为患者以全身阴虚症状为主，治疗时以滋补肾阴为基础，又考虑到久汗伤阳和久汗耗气，用药时辅以少量的补肾阳和益气的药物。在治疗的过程中，初诊以消除患者的全身症状为主而没有考虑主症汗出过多的问题，全身症状缓解后再加以收敛止汗。彭老师认为，如果在治疗的初始阶段就止汗而不考虑患者的全身情况，虽然能达到止汗的效果，但不能从根本上去治疗汗证，很容易出现病情反复，把全身的症状缓解后再来考虑止汗，就为止汗奠定了基础，不会出现治标不治本的情况。综观整个治疗过程，辨证、治法、选方、用药是一个整体，缺一不可，任何一点不足都会影响治疗的效果。

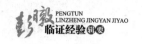

六、疏肝通络汤治疗乳腺增生

【诊疗概要】

黎某某，女，41 岁。

初诊（2019 年 5 月 13 日）：患者因"左侧乳房胀痛明显，行彩超检查提示多处乳腺增生小结节"就诊。患者平素怕冷，喜生闷气，易疲乏，恶风，经常头痛，夜热。月经量少，色黑，有血块。舌质淡，苔少，脉弦紧。

【诊疗思路】

考虑患者为肝气郁结，气滞血瘀。治疗予以疏肝活血通络。方选疏肝通络汤治疗。

【处方】

旋覆花 12g	淫羊藿 30g	降香 12g	怀牛膝 30g
刘寄奴 30g	当归 15g	补骨脂 20g	茜草 12g
路路通 30g	苏子 12g	白芥子 12g	王不留行 30g
甘草 6g	川芎 12g		

用法：水煎服，每日 3 次，饭后温服，两日 1 剂，共 3 剂。

二诊：（2019 年 5 月 19 日）：患者自述服用上方后，乳房胀痛稍缓解。自行用手触摸乳房，感觉结节明显变软。只是近来身体感觉疲乏明显，恶风仍存在。

【处方】

旋覆花 12g	淫羊藿 30g	降香 12g	怀牛膝 30g
刘寄奴 30g	当归 15g	补骨脂 20g	茜草 12g
路路通 30g	苏子 12g	白芥子 12g	王不留行 30g
甘草 6g	川芎 12g	黄芪 30g	

用法：水煎服，每日 3 次，饭后温服，两日 1 剂，共 3 剂。

三诊（2019 年 5 月 25 日）：患者自述服用上方后，身体无明显不适。乳房胀痛的情况已基本缓解。身体疲乏、恶风也有减轻。考虑患者服药后没有明显不适，且有明显疗效，建议患者继续服用上方。

【处方】

旋覆花 12g	淫羊藿 30g	降香 12g	怀牛膝 30g
刘寄奴 30g	当归 15g	补骨脂 20g	茜草 12g
路路通 30g	苏子 12g	白芥子 12g	王不留行 30g
甘草 6g	川芎 12g	黄芪 30g	

用法：水煎服，每日 3 次，饭后温服，两日 1 剂，共 10 剂。

四诊（2019 年 6 月 5 日）：患者述乳房胀痛已经明显缓解。服药期间月经至，本次月经量有所增加，其余症状也大部分缓解。建议患者继续服用本方10 剂后，停止治疗。但应该注意定期复查乳腺增生情况，若发现乳腺增生结节明显长大时应及时就医。

【处方】

旋覆花 12g	淫羊藿 30g	降香 12g	怀牛膝 30g
刘寄奴 30g	当归 15g	补骨脂 20g	茜草 12g
路路通 30g	苏子 12g	白芥子 12g	王不留行 30g
甘草 6g	川芎 12g		

用法：水煎服，每日 3 次，饭后温服，两日 1 剂，共 10 剂。

【经验总结】

本案患者为典型的乳腺增生结节，现代医学多采用手术治疗切除增生结节。但一些多发的反复发作的乳腺增生结节并不适于用手术治疗。中医是从肝气郁结，气滞血瘀的角度治疗。因为肝经循行经过乳房，因此乳腺类疾病首先从肝气不疏论治。其次，胃经的循行经过乳房的乳头，胃经多气多血，乳腺增生多为血瘀所致，所以也有从胃经论治的情况。还有通过化痰软坚散结治疗乳腺增生的，贝母瓜蒌散是其代表方。本案中针对患者瘀血阻滞，彭老师采用疏肝通络法。彭老师常用方为自拟方剂疏肝通络汤。该方在肝着汤的基础上的变化而来。基础功效为疏肝通络，活血止痛。方中苏子和白芥子是三子养亲汤的重要组成部分，具有疏肝理气化痰的功效。但治疗时应向患者交代清楚，若乳腺增生明显者应配合现代医学治疗。

七、建瓴汤加减治疗烟雾病

【诊疗概要】

廖某某，女，30 岁。

初诊（2017 年 4 月 27 日）：患者因"烟雾病术后 3 月余，头痛反复发作"就诊。刻诊：患者述头部左侧疼痛如裂，头晕头昏、恶心，每日发作频繁，每次发作 10~20 分钟，视物不清，发音困难，反应稍迟钝，记忆力差，无认知障碍，行动正常，疲乏无力，纳可，大便正常。测血压正常，舌淡红，脉弦。

【诊疗思路】

患者烟雾病术后头痛反复发作，伴恶心、呕吐。考虑患者曾行头部手术，头痛剧烈，辨证为肝风妄动，瘀血阻络。治疗予以平肝息风，活血通络。方选建瓴汤加减。

【处方】

柏子仁 15g	怀牛膝 30g	熟地黄 12g	山药 30g
丹参 30g	郁金 12g	五味子 12g	川芎 12g
茯苓 12g	牡蛎 30g	红景天 20g	三七粉 6g（兑服）
黄芪 30g			

用法：水煎服，每日 3 次，饭后温服，两日 1 剂，共 3 剂。

二诊（2017 年 5 月 5 日）：患者头痛发作次数和发作时间均减少，其他症状无明显变化。

【处方】

柏子仁 15g	怀牛膝 30g	熟地黄 12g	赤芍 12g
丹参 30g	郁金 12g	五味子 12g	川芎 12g
葛根 30g	红花 6g	红景天 20g	三七粉 6g 兑服
黄芪 30g			

用法：水煎服，每日 3 次，饭后温服，两日 1 剂，共 5 剂。

三诊（2017 年 5 月 17 日）：患者头痛发作次数和发作时间继续减少，头痛程度减轻，发音逐渐恢复，反应正常，头昏头晕轻微减轻，疲乏无力，记忆力差，其他症状已好转。

【处方】

川牛膝 30g	怀牛膝 30g	熟地黄 12g	赤芍 12g
丹参 30g	郁金 12g	五味子 12g	川芎 12g
绞股蓝 30g	红花 6g	红景天 20g	三七粉 6g（兑服）
黄芪 30g			

用法：水煎服，每日 3 次，饭后温服，两日 1 剂，共 7 剂。

四诊（2017 年 6 月 5 日）：患者症状改善，趋于稳定，继续守前法治之。

【处方】

益智仁 12g	怀牛膝 30g	熟地黄 12g	白芍 12g
丹参 30g	郁金 12g	五味子 12g	川芎 12g
绞股蓝 30g	红花 6g	山楂 12g	三七粉 6g（兑服）
黄芪 30g			

用法：水煎服，每日 3 次，饭后温服，两日 1 剂，共 7 剂。

五诊（2017 年 6 月 20 日）：患者症状稳定，头痛无明显发作，余无明显不适，遵前法治之。

【处方】

益智仁 12g	怀牛膝 30g	熟地黄 12g	赤芍 12g
丹参 30g	郁金 12g	五味子 12g	川芎 12g
红景天 20g	红花 6g	山楂 12g	三七粉 6g（兑服）
黄芪 30g			

用法：水煎服，每日 3 次，饭后温服，两日 1 剂，共 7 剂。

六诊（2017 年 7 月 9 日）：患者症状稳定，无明显发作，余无明显不适，遵前法治之。

【处方】

益智仁 12g	怀牛膝 30g	熟地黄 12g	当归 15g
丹参 30g	郁金 12g	五味子 12g	川芎 12g
酒大黄 3g	红花 6g	升麻 12g	三七粉 6g（兑服）
黄芪 30g			

用法：水煎服，每日 3 次，饭后温服，两日 1 剂，共 7 剂。

【经验总结】

烟雾病是一种罕见的进行性脑血管疾病，又名 Moyamoya 病，由大脑基

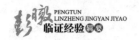

底部的动脉阻塞引起，它描述了乱作一团的小血管因阻塞而形成的混乱外观；是一组以 Willis 环双侧主要分支血管（颈内动脉虹吸段及大脑前、中动脉，有时也包括大脑后动脉起始部）慢性进行性狭窄或闭塞，继发侧支异常的小血管网为特点的脑血管病。因脑血管造影时呈现许多密集成堆的小血管影，似吸烟时吐出的烟雾，故名。肝为风脏，因精血衰耗，水不涵木，木少滋荣，故肝阳偏亢，内风时起；《素问·调经论》："血之与气并走于上，则为大厥，厥则暴死，气复返则生，不返则死。"根据《素问·调经论》气血并逆之说，结合《素问·玉机真脏论》对弦脉的描述，"春脉者肝也……其气来实而强，此谓太过……太过则令人善忘，忽忽眩冒而巅疾"，可见病变部位主要在头部，提示病变既与先天禀赋不足有关，也与后天失养有关，致使阴不制阳，风阳内动，痰瘀壅塞，清窍闭阻。治以建瓴汤加减，熄风平肝，活血化瘀。三七活血化瘀、止血，消肿定痛，可同时提高机体免疫功能，红花、川芎、丹参活血通经、散瘀止痛，以达到通则不痛的目的。因患者术后疲乏，方中重用黄芪取其大补脾胃之气，使气旺以促血行，祛瘀而不伤正；红景天能补气清肺，益智养心、活血化瘀，是谓标本同治。

八、六味地黄汤加减治疗干燥综合征

【诊疗概要】

陈某某，女，53 岁。

初诊（2020 年 4 月 7 日）：患者反复口眼干燥 20+ 年，伴双腕、双手掌指关节、近端指间关节等疼痛。于上级医院诊断为干燥综合征，病程中出现牙齿片状脱落，服用苗三硫、雷公藤等药物治疗。此次来诊诉口干舌燥，眼干，视物稍模糊，偶有耳鸣，感腰膝酸软，双下肢关节疼痛，睡眠欠佳，舌红少苔，脉细数。

【诊疗思路】

患者为中年女性，口眼干燥反复发作，诊断干燥综合征多年，主要表现为口眼干燥，多处关节疼痛。考虑其病机为肝肾阴虚，经络痹阻。治法予以滋补肝肾，除湿通络。方选六味地黄汤加减。

【处方】

山茱萸 12g	生地黄 20g	山药 30g	盐泽泻 12g
牡丹皮 12g	茯苓 12g	当归 15g	白芍 20g
徐长卿 20g	穿山龙 30g	石楠藤 30g	烫骨碎补 30g
酒川芎 20g	甘草 10g	天山雪莲 1 袋（同煎）	

用法：水煎服，每日 3 次，饭后温服，两日 1 剂，共 4 剂。

二诊（2020 年 4 月 15 日）：患者感口干舌燥稍缓解，眼干目涩，偶有手指指尖麻木，自觉口苦，纳少。舌红少苔，脉细数。继前方加减。

【处方】

山茱萸 12g	生地黄 20g	山药 30g	盐泽泻 12g
牡丹皮 12g	茯苓 12g	当归 15g	白芍 20g
徐长卿 25g	豨莶草 30g	酒续断 30g	鸡血藤 30g
槲藤子 1 袋	酒女贞子 30g		

用法：水煎服，每日 3 次，饭后温服，两日 1 剂，共 4 剂。

三诊（2020 年 4 月 23 日）：仍有口干舌燥，眼干、鼻干，手指指尖麻木，双下肢关节疼痛，局部关节有轻压痛。舌红少苔，脉细数。继前方加减。

【处方】

山茱萸 12g	生地黄 20g	山药 30g	盐泽泻 12g
牡丹皮 12g	茯苓 12g	当归 15g	白芍 20g
徐长卿 25g	石楠藤 30g	酒续断 30g	穿山龙 30g
槲藤子 1 袋	肉桂 6g		

用法：水煎服，每日 3 次，饭后温服，两日 1 剂，共 7 剂。

【经验总结】

干燥综合征是人体津液亏损，造成局部或全身出现以干燥为主要特征表现的病证。本病由表及里，由浅入深，可致多脏器受损。大抵感受外邪（燥热之邪）致病者，多属表属实，起病急，病程短。而先天禀赋不足，年老体弱，失治误治，久病及里者，耗伤肺、肾、肝、脾、胃之阴液，致阴虚津亏，属里属虚，起病缓慢，病程较长。里虚证再复感外邪者，多属虚中夹实之证。《临证指南医案·燥》提出治燥"其法以纯阴静药柔养肝肾为宜"。该患者辨证为肝肾阴虚，治以养阴生津，滋补肝肾；选用六味地黄丸加减。方中生地黄滋阴补肾，填精益髓，为君药。山茱萸补养肝肾，并能涩精，取"肝肾同源"之意；

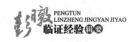

山药补益脾阴，亦能固肾，共为臣药。三药配合，肾、肝、脾三阴并补，是为"三补"，泽泻利湿而泄肾浊，茯苓淡渗健脾，并助山药之健运，与泽泻共泄肾浊，助真阴得复其位；牡丹皮清虚热，并制山茱萸之温涩。三药称为"三泄"，均为佐药。六位合用，三补三泻，肝、脾、肾三阴并补。白芍酸敛肝阴，养血柔肝而止痛；徐长卿辛散温通，能祛邪而行气血，有良好的止痛作用；豨莶草辛散苦燥，能祛筋骨间风湿，通经络，利关节；穿山龙祛风湿，入肝经，活血通络；石楠藤祛风止痛；榼藤子行气止痛。

九、镇肝熄风汤治疗甲状腺功能亢进

【诊疗概要】

张某，女，35 岁。

初诊（2019 年 12 月 17 日）：因"食欲亢进、多汗 1$^+$ 年"就诊，既往于我院内分泌科门诊诊断为"甲状腺功能亢进"。刻诊：口渴易汗，情绪烦躁，食欲亢进，易饥饿，眠差，小便黄，大便干，舌红苔少，脉滑数。

【诊疗思路】

本案患者主要表现为心烦易怒、消谷善饥、便干等阴虚阳亢症状。因其病程较久，结合现代医学诊断，考虑其病机为阴液亏虚，肝阳上亢。治疗予以滋阴清热，平肝熄风。方选镇肝熄风汤加减。

怀牛膝 30g	酒丹参 30g	煅牡蛎 30g	鳖甲 15g
玄参 25g	天门冬 20g	赤芍 12g	五味子 12g
防风 12g	白芍 12g	甘草 6g	徐长卿 20g
生地黄 15g	墨旱莲 30g	酒女贞子 30g	

用法：水煎服，每日 3 次，饭后温服，两日 1 剂，共 3 剂。

二诊（2019 年 12 月 24 日）：患者口渴、汗出较前好转，进食较前有所减少，调整用药。

【处方】

怀牛膝 30g	酒丹参 30g	煅牡蛎 30g	鳖甲 15g
玄参 25g	天门冬 20g	赤芍 12g	五味子 12g
防风 12g	白芍 12g	甘草 6g	葛根 20g

生地黄 15g　　　　　墨旱莲 30g　　　　酒女贞子 30g

用法：水煎服，每日 3 次，饭后温服，两日 1 剂，共 3 剂。

三诊（2020 年 1 月 2 日）：患者口渴、汗出缓解大半，进食较前减少，情绪好转，继续守前方治疗。

【处方】

怀牛膝 30g　　　　酒丹参 30g　　　　煅牡蛎 30g　　　　鳖甲 15g

玄参 25g　　　　　天门冬 20g　　　　赤芍 12g　　　　　五味子 12g

防风 12g　　　　　白芍 12g　　　　　甘草 6g　　　　　葛根 20g

生地黄 15g　　　　墨旱莲 30g　　　　酒女贞子 30g

用法：水煎服，每日 3 次，饭后温服，两日 1 剂，共 3 剂。

嘱连续服用上方一月，随访诉症状基本消失，余未诉明显不适。

【经验总结】

甲状腺功能亢进（以下简称甲亢）属中医"阴虚阳亢"类型疾病，例如"汗证""消渴"等。中医认为，甲亢初期为肝郁气滞、肝郁化火，治疗多以清肝泄肝为主，中后期则多为肝火炽盛、痰凝血阻，甚至气阴两虚，治疗以泻火益气养阴为主，同时注意化痰活血。本案中患者属肝阴不足，肝阳上亢，治疗以镇肝熄风汤为主方，方中牛膝为君药，补益肝肾又可引火下行，丹参、赤芍凉血活血，牡蛎、鳖甲滋阴潜阳，玄参、天门冬、生地、五味子滋阴增液，收敛浮游之火，墨旱莲、女贞子清虚热养阴，白芍收敛肝阳，防风辛润通络防诸寒药伤阳，全方共奏滋阴清热、镇肝潜阳之功。阴液充足，则阳气内藏元阳得守，阴阳相交气化，源泉不竭，生化无穷。

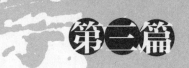

第三篇

论文精选

唐良佐从外感六淫论治月经不调经验简介

（《新中医》1990 年第 11 期，8—10 页）

德阳市人民医院　彭暾

月经不调，是指月经的周期或经量出现异常，其间常伴有经色、经质的变异。唐良佐老中医在对月经不调的治疗上，既继承了先贤理气、扶脾、固肾等调经治本的常用方法，又不乏其独特的经验及见解。唐老认为月经不调的致病因素是多方面的，历代医家的著述，虽认识到本病的发生，在于机体正气不足、气血失调及感受外邪，然而对外感六淫所致的月经不调虽有论说，但比较分散，尤其在治疗上，往往重治内而忽略治外。临床中常见的月经先期、后期、先后无定期，经期延长，月经过多、过少等月经不调诸疾，仅按气虚、气滞、血虚、血瘀、肾虚等辨证是不够全面的，外感六淫常常是本病发生的重要因素。陈明甫说："月水不调，由风冷乘虚客于胞中，伤冲任之脉。"因此，唐老在对月经不调的辨治上，首先辨其属外感或内伤，属外感者祛邪以调经，属内伤者调经以扶正，这与前人先因病而后经不调当先治病、先因经不调而后病当先调经的理论亦相吻合。

一、对六淫致月经不调的认识

唐老认为，月经不调范围广泛，变化多端，仅按教科书中所举证型及所列治法，是难以全面解释及治疗月经不调诸疾的。因此，辨外感、祛外邪，当属本病的重要诊查方法及治疗手段之一。外感六淫之邪，热邪与血相搏，迫血妄行，冲任不固，可以引起月经先期、月经过多及经期延长。外受寒邪，搏于冲任，血为寒凝，可致月经后期、过少。如《圣济总录·妇人血气门》云："凡月水不利，有因风冷伤于经络，血气得冷则涩而不利者。"湿为阴邪，其性滞

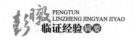

着，湿邪内侵，蕴而化热则为湿热，损伤冲任之脉易致月经先期、量多。湿与寒结，寒湿聚于下焦，客入胞宫，血被寒凝，亦可导致月经后期、量少或经期延长。而六淫之中，风为百病之长，寒、湿、热（火）等邪多依附于风邪而侵害人体，客犯胞宫，至于暑、燥之邪，或暑热损伤血络，或燥热耗伤阴血，而见月经先期、量多或先后无定期、经期延长等病理变化。总之，人体在感受六淫后，可引起气血不和，运行失常，影响任通冲盛的正常生理功能，从而导致月经不调。正如《医宗金鉴·妇科心法要诀》所言："寒则血凝，热则血沸，风则血荡然，波涌而大下，亦犹经水之被寒、热、风而不得安澜也。"

二、对六淫致月经不调的辨治

唐老认为，月经不调虽分外感、内伤，但就外感而言，一般仅言其道理，而乏其辨治。他对《校注妇人大全良方》中"但调养元气，而病邪自愈，若攻其邪则元气反伤"之虑，也不十分苟同，临床颇得有病则病受之理。而时下对月经不调的清热、散寒、化湿等治法，大多亦偏重于治内因，疏于除外因。妇人由于有经、孕、产、乳等生理特点，屡伤气血，故对疾病的抵抗力较弱，因而受外邪后易导致月经失调。且妇人之身，有余于气，不足于血，阴气失于平和，阳气疏于固密，阴阳失衡，又是导致外邪易伤的重要因素。根据治病必求于本的原则，六淫病邪导致的月经不调，要对具体病症进行具体分析，也即在月经不调的病变基础上，找出导致本病发生的前因后果和相关症状。伤于风者，常见恶风发热、汗出伴月经不调，伤于寒者，常见恶寒发热，无汗身痛，少腹冷痛并月经后期、量少；伤于暑者，多见身热乏力，口渴心烦兼月经先期、量多，经期延长；伤于湿者，易致头身困重，白带多及经行紊乱；因于燥者，可见鼻干咽燥，口渴心烦，月经先期或先后无定期，经期延长或量少；伤于热者，多见于温热病后，见头痛咽痛、口渴及月经先期、量多，经期延长。唐老认为，外感六淫致月经失调不同于经行感冒，它是在外受六淫之邪的基础上，导致了人体阴阳气血的失和，进而引发的月经不调。它可见有感冒症状，然大多患者又是在外感之后发病，故细询发病起因至关重要，它关系到本病祛邪抑或调经两种截然不同的治法。由外感六淫所致者，祛邪可以调经，而调经则有碍祛邪。论其具体治法，当审其病情之轻重、邪正之盛衰而定。邪盛者，祛邪则经自调，正虚者，寓祛邪于扶正之中。同时，遵仲景治热入血室无犯胃气及上二焦的告诫，既要祛邪不伤正，又要调经勿恋邪。因此，唐老主张治疗此类月经不调，当温凉勿伤阴阳，清下忌伐胃气，解表无损营阴，从而达到灵其气机、和其血脉的目的。

三、病案举例

（一）病例一

张××，女，30岁，1963年6月29日初诊。月经淋漓不尽已一月，一月前逢经期参加田间收割，当夜又以热水擦浴，次日午后突发寒热，经水骤然增多，下血块，延中医诊治少效，遂到某医院住院治疗。经治二十余日，经量虽有减少，但仍时断时续，乃出院求治于唐老。刻下见患者面色萎黄无华，形体消瘦，困倦乏力，午后身热不扬，天明汗出热退，口干不饮，脘闷不思食，小便黄少，经水淋漓，色红有小血块，小腹阵痛，唇舌淡，苔黄腻，脉濡数。证属暑湿之邪，侵犯胞宫。治以芳香清化。处方：苦杏仁、银花各15克，白蔻仁、厚朴、半夏、茯苓、淡竹叶各10克，生苡仁、鲜青蒿各20克，滑石18克，通草、荷叶各5克。服药三剂后，发热退，痞胀减，胃纳尚可，尚见少量经血，未见下血块。仍予前方去鲜青蒿、淡竹叶，加贯众炭、茜草炭各10克。再服四剂后月水尽，小腹痛止，诸证悉除，乃予二陈汤加味以善后。

（二）病例二

张××，女，34岁，1968年3月14日初诊。患者素来月经正常，两天前因下河洗衣，当夜出现恶寒发热，周身酸楚，咽痒咳嗽，少腹胀痛难忍，月经延后五天始来潮，在当地打针服药不效而来唐老处就诊。刻下微热恶寒，头晕腰痛，少腹胀痛，时有刺痛，喜热喜按，经色紫黑，经量明显少于往常，舌淡红、苔薄白，脉浮缓。此系外感寒邪，侵扰血分，致气滞血凝，以解肌散寒温经为治。处方：桂枝、白芍、生姜、苏叶、台乌药、延胡各10克，当归、葱白，各15克，细辛6克，香附、大枣各12克，通草、甘草各4克。服药三剂，恶寒解，少腹痛除，月经于服药第三天已尽。仍予原方加减调治，此后经

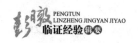

期如常。

（三）病例三

崔××，女，32 岁，1980 年 9 月 17 日初诊。患者因感冒后服西药三日，感冒好转而未再服药。嗣后月经超前七天而至，量特多，腰痛如折，经西医用抗生素及止血药物治疗四天，效不显而就诊。自觉午后全身不适，额头痛，微汗出，手足心烦热，口干咽燥，腰痛，少腹阵发性胀痛，痛则大量下血，血色鲜红有灼热感，舌红、苔薄黄，脉浮数。证属风热表邪未解，化热入里侵袭胞宫。治当辛凉解表，佐以凉血。处方：银花、连翘、白茅根、桑寄生各 15 克，荆芥、薄荷、桔梗、淡竹叶、牡丹皮、冬桑叶各 10 克，蝉蜕 6 克，生地 20 克，黄芩炭 12 克，甘草 4 克。二剂服尽，腰痛及经血皆减其大半，但自觉午后微有发热，口渴心烦，脉数。此表邪未尽解，内热复炽盛之象。处方：黄芩炭、银花、桑寄生各 15 克，鲜青蒿、生地、石斛各 20 克，山栀子、香豉、牡丹皮、薄荷、桑叶各 10 克，蒲公英 24 克，甘草 6 克。再服三剂，血止痛除，午后热退，乃以清热生津和胃之品以巩固疗效。

按：六淫病导致月经不调的证候特点是外邪侵袭，气血失调。故治疗之法首当解表以逐邪。由于月经不调的临床症状大多寒热错杂，虚实并存，故极易忽略外邪致病这一重要因素。就月经不调而论，由外邪所致者多兼有表证或近期内曾有外感史，临床视其风、寒、暑、湿、燥、热的不同病因而症状各异。然风、暑、燥、热为阳邪，寒、湿为阴邪，一般说来，前者以月经先期、量多，经期延长为多见，后者则以月经后期、量少来识别。论其兼证，前者以热象为著，后者以寒证为显，当然风邪乃依据不同兼挟而有不同属性。六淫致月经不调，固然以祛邪为其大法，但唐老在解表逐邪之剂中，别阴阳，辨寒热，重在治表而不忘气血，据证酌加活血调气清经之品。如例一之三仁汤加茜草；例二之桂枝汤加香附、延胡；例三之银翘散加生地、牡丹皮，皆寓此意于其中，以收不专调经而经自调之效。

唐良佐运用敛养脾阴法治疗久泻经验

（《新中医》1988 年第 5 期，9—10 页）

德阳市人民医院　彭曒

唐良佐老中医，年近古稀，业医四十余载，笔者有幸随师临诊，对其敛养脾阴法在久泻中的临床运用，颇有体会，现介绍于后。

慢性泄泻临床多责之于脾胃气虚、命门火衰、情志失调，其治则不外健脾除湿、补肾暖土、扶土抑木等法，而久泻阴液亏耗，治以敛养脾阴之法，前人则较少论述。唐老借鉴叶天士治孙某久泻阴损液伤案、张锡纯治泄泻用薯蓣粥等经验，结合多年临床实践，将此类泄泻分为脾阴亏耗和阴损气陷二种，治法以敛养脾阴为主，益气、升提为辅，自拟"敛养脾阴方"随证施治，在临床反复运用，收到较好效果。

（一）病例一

袁××，女，38 岁，干部。1983 年 10 月 5 日初诊。腹泻 9 年，经多方检查未找出原因，屡服中、西药皆少效。证见面色萎黄，困倦乏力，泄泻溏薄，泻而不畅，量时多时少，有不消化物，一日八九次，无腹痛，若食油腻、辛辣或水果等，则腹泻加重，并时有矢气，纳食尚可，食后脘腹痞闷不舒，口中有味，燥而不饮，心烦失眠，午后足跗浮肿，小便黄，伴齿衄，晨晚为甚，舌嫩红少苔，脉细弱。证属久泻脾阴亏耗，运化统摄失司。治宜敛养脾阴，佐以益气。处方：怀山药、谷芽、冬瓜仁、粳米各 30 克，太子参 20 克，石斛、莲子肉各 15 克，白芍 12 克，炒乌梅 9 克，佛手花、甘草各 6 克，荷叶 4 克。服上方 12 剂后，大便成形，一日约二次，齿衄减轻，精神睡眠如常。此系脾阴渐复之象，于前方加炮姜 4 克，冀其阳化阴生，运化有权。又服六剂，大便每日一次，诸证悉除。再守上方服一月，迄未复发。

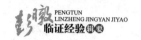

（二）病例二

张××，女，2岁。1986年4月19日初诊。病儿1985年11月因发热咳嗽、呕吐，经西医治疗数日，热退，咳呕均止，继泄泻，为黄绿色水样便，量多，日十余次，大便常规检查无异常，经中、西医治疗无效。证见全身消瘦，烦躁不安，手足心灼热，大便仍日十余次，少许黏液，泻后似有大便不尽感，腹胀，尿黄短少，口舌有溃疡，唇舌鲜红，苔薄黄而燥，脉细数。证属久泻阴损液耗，脾气下陷，治宜敛养脾阴，佐以升提。药用：怀山药15克，石斛、莲子肉、太子参、白芍、谷芽各10克，花粉、扁豆、乌梅、银花各6克，柴胡4克，升麻、腊梅花、甘草各3克。服药二剂，泄泻止，小便增多，烦躁腹胀等证均减。效不更方，原方又服两剂，诸证霍然若除。再拟：怀山药、粳米各30克，炒鸡内金4克，煮成稀粥，用熟鸡蛋黄一枚研烂拌入粥中，分三次服，服用半月后，患儿颜面红润，体重增加，饮食及二便正常。

按：泄泻主因脾虚湿胜，由于脾为阴土，喜燥恶湿，故临床上治疗泄泻时对于甘润阴柔之品，一般都避而不用，恐其助泻生湿。唐老认为，脾为后天之本，全赖脾阴和脾阳的相互协调，才能正常运化水谷精微，升清降浊，若阴阳一方失调，均可导致脾的生理功能失调，运化无力。至于久泻不止者，脾阳气式微者固多，而泻久阴液亏耗或过服温补燥湿之药致脾阴受损者，临床也并不少见。

唐老临床反复实践后认为，凡久泻而见大便溏薄，便次虽多但不畅，知饥能食，食后痞闷不舒，尿短黄，口渴不欲饮，面色萎黄或形体消瘦，或伴有低热，或齿衄口疮，舌净无苔，或舌红绛苔薄黄燥，脉细软或细数等症，当责之脾阴不足，用敛养脾阴法多能获效。

久泻敛养脾阴，在选药上当顾及脾之生理特征，以滋而不腻、补而不滞、效而不留邪为度。唐老临床选用怀山药、莲子肉、石斛、白芍、乌梅、甘草、谷芽、佛手花、太子参、冬瓜仁等，组成"敛养脾阴方"，对脾阴亏损之久泻，常能药到病除。

如又见脾虚下陷之证，则少量加入柴胡、升麻、荷叶以升脾之清气。综观全方，药性甘平不燥，养阴而不碍脾，益气而生津，既能醒脾，又可敛阴。如泄泻日久，可借炮姜之温，守而不走，反佐于敛养脾阴方中，使阳生阴长，运化自如。

慢性肾小球肾炎从瘀论治八法

（《黑龙江中医药》1993 年第 4 期，51—52 页）

德阳市人民医院　彭暾

慢性肾小球肾炎简称慢性肾炎，可发生于不同年龄的人群，但成人多于儿童。其临床表现较典型者有血尿、蛋白尿、管型尿、浮肿、高血压等。祖国医学无此病名，但有类似此证的记载，按其症状的描述，当属中医的"水肿""虚劳"等范畴。彭师在临床实践中对本病在辨证的同时，随证加入有不同程度活血化瘀功用之方药，疗效满意。兹不揣浅陋，将慢性肾炎治瘀八法，分述于如下。

一、治瘀八法

（一）疏风宣肺活血法

本法适用于风邪郁表触发之慢性肾炎。肺为水之上源，主一身之表，风邪外袭，肺气失宣，不能通调水道，下输膀胱，致风遏水阻，血络不通。唐容川谓："肺为水之上源，金清则水清，水宁则血宁，盖此证原是水病累血。"证见眼睑及四肢浮肿，肢节酸重，小便不利，伴恶风发热，咳嗽或咽喉红肿疼痛，舌质红，苔薄黄，脉浮滑数。方用麻黄连翘赤小豆汤加减。常用药：麻黄、连翘、赤小豆、金银花、苦杏仁、大枣、蝉蜕、紫苏叶、地肤子、地龙、桃仁、红花、益母草。

（二）利水除湿活血法

本法适用于水湿浸渍型慢性肾炎。脾主运化，脾为湿困，健运失司，升清降浊功能失调，致水湿不得下行，溢于肌肤而成水肿，故《素问·至真要大论》云："诸湿肿满，皆属于脾。"气可以化水，水停则气阻，气阻则血行不利，导致血瘀。证见全身水肿，按之没指，身重乏力，四肢重着麻木，胸闷纳呆、小便不利，泛恶，苔白厚腻，脉沉缓而涩。宗赵献可"痰也，水也、血也，一物也，但去瘀血则痰水自消"之意，方选五苓散合补阳还五汤加减。常用药：黄芪、桃仁、红花、丹参、当归、地龙、茯苓、猪苓、泽泻、白术、肉桂、怀牛膝。

（三）清利湿热活血法

本法适宜于湿热内蕴型慢性肾炎。湿郁化热，湿热交蒸，膀胱输化无权，致成水肿。湿热壅阻，气机不畅，水湿瘀热互结，血络为之不通。证见周身浮肿，胸闷腹胀，发热倦怠，肢酸咽肿，口渴不饮，小便短少，大便干结，舌苔黄腻，脉弦涩。方用甘露消毒丹合四妙勇安汤加减，常用药：白蔻仁、藿香、茵陈、滑石、黄芩、射干、茯苓、银花、当归、桃仁、红花、益母草。

（四）化浊解毒活血法

本法适用于湿浊壅积型慢性肾炎。脾肾虚衰，湿浊羁留，浊邪壅塞三焦，气机升降失常，清阳不升，浊阴不降，湿浊郁化为热毒，热毒充斥内外，瘀热互结，经络阻滞，证见面色晦黄，身肿腹胀，疲乏无力，食欲不振，胸闷泛恶，呕吐或腹泻，口苦口臭，尿少混浊，舌苔黄厚腻，脉细数而涩。方取黄连温胆汤合丹参饮加减，并结合大黄煎汤灌汤。常用药：姜汁炒黄连、姜半夏、枳壳、竹茹、木香、陈皮、茯苓、生姜、桃仁、红花、丹参、檀香、砂仁。

（五）健脾益气活血法

本法适用于脾肺气虚型慢性肾炎。"脾为生气之源，肺为主气之枢"，脾肺之气虚弱，则水津无以散布，水湿由之而生。脾失健运，肺因之而虚损，肺气虚弱，宗气生成不足，则运血无力，致"气虚而血滞"。证见面目浮肿，身重短气乏力，汗出恶风，食欲不振，腹胀便溏，舌淡苔白，脉细弱。方选补中益气汤合补阳还五汤加减。常用药：白术、党参、黄芪、当归、陈皮、柴胡、防风、川芎、丹参、红花、地龙、益母草。

（六）温补脾肾活血法

本法适宜于脾肾阳虚型慢性肾炎。脾为后天之本，肾为先天之本，慢性肾炎病久耗气伤阳，致肾阳虚衰不能温养脾阳，或脾阳久虚不能充养肾阳，终则脾肾阳气俱伤。阳虚内寒，气失温煦，经脉凝滞，血络瘀阻。症见肢体浮肿，腰以下尤甚，按之凹陷不起，形寒肢冷，心悸气短，腰部冷痛酸重，小便不利，大便溏薄，舌质淡嫩苔白滑，脉沉弱而涩。方用金匮肾气丸合桂枝茯苓丸加减。常用药：附片、桂枝、熟地、山药、山茱萸、茯苓、泽泻、牡丹皮、黄芪、党参、桃仁、红花、白芍、怀牛膝。

（七）滋阴补肾活血法

本法适宜于肝肾阴虚型慢性肾炎。乙癸同源，肝阴与肾阴相互滋生，盛则同盛，衰则同衰，肾阴不足常致肝阴亏损，肝阴不足亦使肾阴虚衰。肝主藏血，又主疏泄，《血证论》谓："肝属木，木气冲和条达，不致遏郁，则血脉得畅。"肝肾阴虚，阴不济阳，阳亢津伤，木失条达，则血络涩滞。证见下肢微肿，头晕目眩，面色暗黑，耳鸣，咽干口燥，腰膝酸软，五心烦热，心悸不寐，舌暗红少津，脉弦细数。方用左归丸合四物汤加减。常用药：熟地、山药、山茱萸、枸杞子、菟丝子、怀牛膝、牡蛎、当归、白芍、丹参、地龙、川芎、益母草。

（八）益气养阴活血法

本法适宜于气阴两虚型慢性肾炎。素体气虚或体弱久病，元气不足，脏腑机能衰退，阳损及阴，则气阴双亏。气以帅血，气鼓动血行之力不足，则运血无力，致血运障碍。证见面目及下肢微肿，头晕目眩，面色晦滞无华，身倦乏力，少气自汗，腰膝酸软，五心烦热，牙龈出血，舌暗红有瘀斑、脉细数无力。方取参麦地黄汤合桃红四物汤加减。常用药：太子参、黄芪、麦冬、熟地、山药、山茱萸、桃仁、红花、当归、川芎、白芍、丹参。

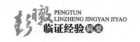

二、病案举例

（一）风邪外袭，肾络淤阻

李×，男，12 岁。1988 年 4 月 21 日初诊。患慢性肾小球肾炎两年余，反复发作，平时仅有轻度蛋白尿，但常因上呼吸道感染而急性发作，出现水肿，有明显蛋白尿和红细胞尿。长期服用补肺、健脾、温肾等方药，但仍屡治屡发。本次于 3 天前因上呼吸道感染使慢性肾炎病情增加，经注射青霉素及服西药疗效不显，乃转中医治疗。症见患儿颜面浮肿，面色黯黑，发热，微恶寒，咳嗽，双侧乳蛾赤肿，小便短少呈黑褐色，性情急躁，夜卧不安，手足心热，舌暗红苔薄黄，脉浮数。实验室检验：血白细胞 $11.5 \times 10^9/L$，尿蛋白（＋＋），尿红细胞（＋＋＋＋），血非蛋白氮 32mmol/L、酚红排泄率 15 分钟后不到 25%。证属风热外袭，肾络阻滞，治以疏风清热利湿，佐以活血通络。投麻黄连翘赤小豆汤加减：麻黄、蝉蜕、红花各 6g，赤小豆、丹参、地肤子各 20g，地龙、桃仁、乌梅炭、苦杏仁、桑白皮、射干各 12g，甘草 3g、益母草 30g，服药 3 剂后，诸症显著减轻，发热咳嗽及咽痛已除，小便增多，尿蛋白转阴、尿红细胞减为（＋＋），家长述患儿上呼吸道感染从未有此次临床症状控制如此之速，蛋白尿消失如此之快。药既中的，为使疗效得以巩固，风邪及瘀血能彻底清除，以原方再进 7 剂。后小便常规经 3 次复查均正常，再以六味地黄汤加黄芪、党参、桃仁、红花、丹参、菟丝子等化裁，续服药 4 个月，慢性肾炎临床症状及体症消失，实验室检查提示非蛋白氮及酚红排泄率正常，24 小时尿蛋白不超过 200mg，尿沉渣计数正常，遂停药观察。追访两年，未见复发。

（二）脾肺气虚、瘀血阻滞

周××，男，63 岁。1987 年 1 月 4 日初诊。一年前因腰痛、轻度浮肿、尿检异常，诊断为慢性肾炎普通型，于本院内科治疗。经治 4 月，曾服激素等西药及数十剂中药，终因尿蛋白持续不消而自动出院，遂邀余治疗。刻下：面色暗黄，头晕身重，短气乏力，微汗出，腰酸怕冷，食欲不振，腹胀便溏，舌紫黯，苔薄白，脉沉涩。实验室检查：尿蛋白（＋＋＋＋），尿红细胞（＋），血清尿素氮 8mmol/L，血清肌酐 196mol/L，内生肌酐清除率 74ml/min。血压 20.66/10.93kPa。证属脾肺气虚，瘀血阻滞。拟益气健脾，活血化瘀为法。以补中益气汤合补阳还五汤加减：黄芪 100g、党参、丹参、淫羊藿、乌梅炭、益母草各 30g，当归、地龙、桃仁、白术各 12g，川芎、红花、甘草各 6g。服药 7 剂后，患者自觉乏力气短，纳差腹胀等症状显著改善，精神较前清爽，尿常规示尿蛋白（＋）、尿红细胞少许。效不更方，以原方为基础加减化裁，续服半年。其间多次复查小便，除偶有蛋白尿外其余多正常。患者面色红润，纳佳，神爽，于同年 7 月 16 日再次复诊时，经实验室检查，血清尿素氮、血清肌酐、内生肌酐清除率均恢复正常，尿蛋白阴性。嘱其停药，勿过劳，慎防感冒。三年后随访，一切正常。

三、结语

慢性肾炎可引起肾脏的弥漫性病理改变，自身免疫性反应和高凝状态是该病发病机制中的两个重要环节。由于本病患者体内存在着广泛的血液黏稠度异常改变，即不同程度和不同时点的高血黏状态，故在慢性肾炎的发病过程中，瘀血的形成存在于其各个病变类型和病变阶段。又因本病病势缠绵，难以速愈，临床患者均不同程度表现为正气虚及血瘀症状，因此与祖国医学"久病入络""气虚而血滞"的理论颇相吻合。药理实验也同时证明了活血化瘀药物具有改善肾血流量，保护肾脏；调节机体免疫功能；抗血液黏滞；改善微循环障碍等作用，这为笔者制定慢性肾炎从瘀论治八法提供了理论依据。虽然本病在其发展过程中，可表现出五脏气血阴阳的不同病理变化，但是血络阻滞（血液流变学异常）的结果是一致的。因此总结了以上辨证加活血化瘀八法。

【参考文献】

[1] 洪淑云，李仁康，陈思源，等. 活血化瘀法为主治疗慢性肾炎肾功能损害的临床观察 [J]. 中医杂志，1988，（4）：32.

[2] 刘宝厚，刘新，崔笑梅，等. 慢性肾小球肾炎辨证分型与血液流变学指标的关系 [J]. 中国医药学报，1987，（4）：19.

[3] 沈庆法. 慢性肾小球肾炎的研究与展望——第四次全国中医肾病学术交流会论文综述 [J]. 中医杂志，1989，（3）：54－56.

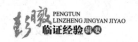

面神经麻痹辨治八法

（《云南中医中药杂志》1988 年第 9 卷第 1 期，5—7 页）

德阳市人民医院　彭暾

面神经麻痹（贝尔氏麻痹），属祖国医学"口眼㖞斜"范畴。笔者近年在临床上辨证施治，采用通络八法治疗本病，取得较好疗效。

一、清热解毒通络法

本法适应于上焦热毒壅滞经络所致的面神经麻痹，多见于中耳炎、外感等病之后。临床表现为病侧表情肌瘫痪、前额皱纹消失，眉毛下垂，睑裂扩大，鼻唇沟平坦，口角下垂，面部被牵向健侧。不能皱额、蹙眉、闭目、露齿、鼓腮和吸嘴（以下病例均具备以上症状）。伴见面红目赤，口渴烦躁，舌红苔薄黄，脉浮散等，治疗上采用清热解毒，疏风通络之法。

案例：陈某，女，9 岁，学生。1985 年 4 月 10 日初诊。于十天前患急性化脓性中耳炎，经中、西医治疗后，高热得平，但家长于三天前发现患儿左侧口眼㖞斜，时流口涎。症见颜面红赤，头痛咽痛，口渴，小便黄赤，舌尖红苔薄黄，脉浮数。脉证合参，系上焦热毒郁于头面经络，治以清热解毒，疏风通络。以银翘马勃散加味：银花、连翘、牛蒡子各 15 克，马勃、射干、黄芩、桔梗、僵蚕、地龙各 10 克，全蝎 6 克，甘草 3 克。

上方服三剂后，其症大减，左眼已能闭合，口角微歪斜，遂于原方再加蜈蚣 1 条，共服药九剂痊愈。

二、解肌和营通络法

本法适用于营卫不和，经脉不利之面神经麻痹。此型患者多有明显的外感风寒或外受风邪史。风寒客表，滞于面部经脉，经气不舒，津液不能敷布，致使经脉不利而见口眼歪斜。临床可伴见发热汗出，恶风，头痛项强，舌苔薄白，脉浮缓等。治疗上采取解肌和营，祛风通络法。

案例：郑某，男，27岁，汽车驾驶员。1984年7月21日初诊。患者于昨日驾车外出，由于气候炎热，遂大开车窗，迎风急驶。今日晨起，自觉刷牙不利，照镜时见左眼不能闭合，嘴角偏向右侧。症见微汗出，项背俯仰不能自如，微感鼻塞，言语不清，舌淡脉浮缓。审证求因，此属营卫阴阳失调，风寒骤入颜面经脉所致，治当解肌和营，祛风通络，桂枝加葛根汤主之：葛根30克，桂枝、白芍、白附子、地龙、僵蚕各12克，生姜3片，大枣20克，全蝎、甘草各6克。上方服三剂后，口眼自如，再以原方去白附子，又服二剂，诸症悉除。

三、祛风化痰通络法

本法适应于外风侵袭，风痰入络之面神经麻痹。此型多见于中老年人群。古有"百病多由痰作祟"的说法，由于素嗜肥甘厚味，痰湿内生，偶感风邪毒气，风痰相引，痹阻经络，气血营卫失其流畅而致口眼歪斜。临床多伴张口不利，面部有拘急感，口角流涎，眩晕厌食，舌苔白厚，脉弦紧。治以祛风化痰，佐以通络。

案例：吴某，女，46岁，干部。1985年3月11日初诊。患者于二十天前发生右侧口眼歪斜，虽经治疗，难见起色。患者体形肥胖，平素喜食肥甘，颜面麻木，时有抽掣感，喉中痰声辘辘，口角流涎不断，胸膈胀满，纳差，月经后期而至，量少，白带多，苔白厚而腻，脉弦滑。此乃风痰入络，经脉不舒，治拟祛风化痰，佐以通络。方用玉真散加味：防风、白芷、天麻、羌活、白附子、僵蚕、地龙各12克，南星、全蝎、川芎各6克，钩藤30克。上方服至七

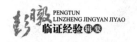

剂时，口眼歪斜明显好转，张口自如，改用归芍六君子汤合牵正散，再服五剂而愈。

四、疏肝解郁通络法

本法适应于肝郁气滞，血虚筋脉失养之面神经麻痹。此型患者多为妇女，因"肝喜条达而恶抑郁"，妇人有余于气，不足于血，又加情志内伤，肝失疏泄，人体气机的调畅易受到影响，肝郁血虚，络脉瘀阻，而出现口眼歪斜。临床多伴见情志抑郁，胸闷喜太息，头晕目眩，乳胀胁痛，月经不调，脉弦而虚。治疗上采取疏肝解郁，养血通络法。

案例：周某，女，28岁，农民。1984年11月12日初诊。患者于一月前发生右侧口眼歪斜，历经各种治疗，罔效。病起于数度烦劳、忧虑。症见头晕目眩，两胁胀痛，口燥咽干，食少神疲，月经后期而至，经前心烦易怒，舌淡红，脉弦细。综观脉证，乃肝气郁结，血络不通，血虚而致筋脉失养，治宜疏肝解郁，活血通络，以逍遥散加减：归尾、白芍、柴胡、茯苓、白术、薄荷、僵蚕、香附、地龙各12克，全蝎、䗪虫各6克，甘草3克。患者用上方加减化裁服至十五剂，口眼歪斜痊愈。

五、柔肝解痉通络法

本法适应于肝阴不足，筋脉失养之面神经麻痹。见于阴虚肝旺之体。筋脉的正常活动，有赖于阴津濡养，血液滋荣。由于肝阴不足，血络不畅，致使头面部血脉失养，筋脉拘挛而见口眼歪斜。临床多伴见患侧面部时有拘挛感，口燥眼干，眩晕失眠，急躁易怒，五心烦热，舌红少苔，脉细数。治疗上采取柔肝解痉，佐以通络。

案例：张某，男，38岁，工人。1986年9月3日初诊。患者于一年前劳累后自觉右侧面部肌肉时时抽掣，继则见口角歪斜。虽经针灸、理疗及中药治疗，收效不大。症见右侧面部肌肉微有萎缩，自觉时时向里抽掣，心烦失眠，急躁易怒，面部时有烘热感，眩晕，口干不欲饮，舌质红苔净，脉弦细数。分析脉证，属劳累伤肝，肝阴亏损，筋脉拘挛，络脉失养，治以柔肝解痉，活血通络。治以芍药甘草汤加味：白芍60克，甘草、丹参各30克，归尾、地龙各12克，全蝎、川芎各6克。守上方服至二十六剂，面部肌肉萎缩及口角歪斜等症悉除，再拟大定风珠加减又服三剂而痊愈。

六、镇肝熄风通络法

本法适应于阴虚阳亢，肝风内动之面神经麻痹。此型多见于素体阴虚伴有高血压病的患者。因肝肾之阴过度亏耗，阳气失所制，亢而生风，气血逆乱，风痰流窜经隧，阻塞头面经络，故见口眼歪斜。临床多见面色如醉，目胀耳鸣，头中作疼发热，言语不利，肢麻震颤，脉弦长有力等。治宜镇肝熄风，佐以养血通络。

案例：薛某，男，56岁，干部。1986年4月22日初诊。患者原有高血压病，平素嗜烟酒，于四天前突发左侧口眼歪斜。症见颜面潮红，头目眩晕，时觉热气冲头，心烦口干，大便结，舌质红，脉弦。血压176/108mmHg。脉证合参，证属阴虚阳亢，肝风内动，经络闭阻，治当镇肝熄风，佐以养阴通络。以镇肝熄风汤加减：怀牛膝、代赭石、生龙骨、生牡蛎、丹参、山楂各30克，白芍、龟板、玄参、天门冬、茵陈各15克，川楝子、地龙各12克，全蝎、䗪虫各6克。上方服两剂后，诸症减轻，血压154/92mmHg，再以原方去山楂加天麻12克，又服两剂，口眼歪斜痊愈。

七、补气活血通络法

本法适应于气虚血瘀，经络不通之面神经麻痹。此型多见于病程较长，迁延难愈之患者。因气虚血滞，瘀血阻滞头面脉络，经隧不通，致气不能行，血不能荣，而见口眼歪斜。临床多伴见头晕目眩，少气懒言，疲乏自汗，舌淡脉虚无力等。治宜补气活血，佐以通络。

案例：李某，女，15岁，学生。1983年1月25日初诊。患者于三月前发生右侧口眼歪斜，虽经祛风散寒，化痰通络等法治疗，其效不佳。症见面色萎

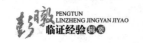

黄，头晕乏力，动则汗出，纳差，大便稀溏，白带清稀量多，虽年已十五而月经尚未初潮，舌黯苔薄白，脉虚细涩。观其脉证，此系气虚血瘀，经络阻滞，治当补气活血，佐以通络。方用补阳还五汤加味：黄芪 60 克，归尾、赤芍、川白芍、桃仁、地龙、僵蚕各 10 克，党参、丹参各 30 克，红花、全蝎各 6 克。患者以上方加减化裁服至十五剂，气虚及口眼歪斜症状显著改善，再以十全大补汤加僵蚕 12 克，全蝎 6 克，三剂后诸症豁然。

八、益气固表通络法

本法适应于表虚不固，风邪流窜经络之面神经麻痹。此型多见于素体虚弱易感外邪者。经云："肉不坚，腠理疏，则善病风。"盖气虚藩篱不固，风邪乘虚而入，"上先受之"，风邪留阻头面经络导致口眼歪斜。临床多伴自汗恶风，面色㿠白，舌淡脉浮缓等。治疗采取益气固表，祛风通络。

案例：杨某，男，62 岁，退休工人。患面神经麻痹月余。因平时极易感冒，复感风寒，未曾介意，渐至口眼歪斜，言语不利。症见时汗出，动则尤甚，气短懒言，口中涎多，舌淡，边有瘀斑，脉缓无力。审证求因，此系表虚不固，风邪走窜经络，治当益气固表，祛风通络。以玉屏风散合牵正散加减：黄芪 30 克，白术、白附子、僵蚕、地龙各 12 克，川芎、全蝎各 6 克，防风 9 克，蜈蚣 2 条。患者以上方为基本方，加减服药三十余剂，其间仅感冒一次，而口眼基本恢复正常。再以黄芪建中汤加党参 30 克，白术 15 克，调理半月而愈。

九、结　语

面神经麻痹，临床多见而治法相对单一。笔者经过数年的临床观察，认为本病病因虽不离于风，又不止于风。其病理变化，涉及风（外风、肝风）、寒（风寒）、热（风热、热毒）、痰（风痰、湿痰）、气（气滞）、血（血瘀）、虚（阴虚、血虚、气虚）诸端。其病因病理虽异，然导致经络阻滞或筋膜失养这一结果则一，因而总结出了以上标本同治之八法。每一案均在辨明外感、内伤的基础上，选加全蝎、僵蚕、地龙、䗪虫、蜈蚣等虫类药，以起通络搜风之用，从而使外风能去，内风能熄，经络得通，筋膜得养，口眼歪斜得以痊愈。面神经麻痹的辨治八法，可通过辨证治其本，通络治其标，但仍然难以全面概括本病的病因病机及其治法，尚待进一步总结提高。

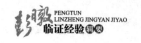

补阳还五汤治疗过敏性紫癜性肾炎

（《江西中医药》1989 年第 72 卷第 1 期，52 页）

德阳市人民医院　彭暾

补阳还五汤见于王清任《医林改错》，主治中风之后，瘀血阻络，经隧不通，气不能行，血不能荣之半身不遂、口眼歪斜等症。彭师多年用本方治疗过敏性紫癜性肾炎收到较好疗效，现举例如下：

张某，男，9 岁。1985 年 3 月 21 日初诊。患儿反复尿血 2 年。两年前患急性扁桃体炎愈后旋即自服驱蛔药，次日双腿出现多片淤斑，继而尿血。某医院以"过敏性紫癜性肾炎"收入院治疗。经治两月，淤斑消失，尿血未能控制，乃自行出院寻求中医治疗。前医曾先后予小蓟饮子、归脾汤、知柏地黄汤等久服，然尿血仍时止时发，延续至今。刻诊见面色苍白，目下黯黑，性情急躁，夜卧不安，动则微汗出，尤易感冒，且凡感冒后小便即呈黑褐色，舌质黯红，脉细微涩。实验室检查示：尿蛋白（＋）、尿红细胞（＋＋＋＋）、血清尿素氮 8.7mmol/L。证属气虚血瘀，肾脉阻滞。投补阳还五汤加味：黄芪 50克，当归尾、赤芍、地龙、生地各 10 克，红花、川芎各 5 克，墨旱莲、金樱子、怀牛膝各 20 克。服 7 剂后，小便常规检查：尿蛋白阴性，尿红细胞（＋＋），余症亦减。原方续服 3 个月，小便常规经数次复查均正常，血清尿素氮 5.6mmol/L。后以六味地黄汤加味善后调养两月，追访 1 年，未见复发。

按：前人谓"瘀血不去，新血不生"内有瘀血，血络阻滞，流行不畅，致血不循经，则为尿血。本案例患者曾长期服清热凉血、健脾摄血、滋阴止血等方药，依然屡治屡发。故据气虚血瘀之征，投补阳还五汤加味，重用黄芪，不但能益气摄血，还使气行血亦行，从而瘀血去，肾脉通，新血得归其道，故获得满意疗效。

补阳还五汤治疗症状性精神病

（《江西中医药》1989 年第 72 卷第 1 期，52 页）

德阳市人民医院　彭曒

王某，女，10 岁。1988 年 4 月 10 日初诊。3 个月前患病毒性脑炎，经某省医院治疗 1 个月痊愈出院。其后月余，患儿突发精神障碍，逐渐呈现典型的谵妄状态，有攻击行为，西医诊为"症状性精神病"而再度入院治疗，经用氯丙嗪等治疗，躁动缓解，但意识障碍尚存，遂转中医诊治。察其颜面晦暗，神思恍惚，善悲欲哭，秽洁不知，纳差乏力，易惊，二便自遗，舌质紫黯，脉细涩。此证盖因病毒性脑炎之后，正气不支，气虚血滞，瘀阻心络所致。拟补阳还五汤加味：黄芪 15 克，当归、赤芍、地龙、白芍、郁金各 10 克、川芎、红花、五味子各 6 克、丹参 20 克，甘草 3 克。患者服 5 剂后，精神意识思维较前明显好转；续服 7 剂后，神气清爽，言语有序，二便能自理，诸症若失。遂停药观察半年，一切正常。

按：病毒性脑炎后继发症状性精神病，仍属中医"癫狂"范畴。大病初愈，正气耗伤，气虚血滞，心络不通，心神失养，神不守舍，遂成癫证。诚如《医林改错》所云："乃气血凝滞脑气，与脏腑气不接。"故选用补阳还五汤加味治疗，使正气得益而气帅血行，瘀血去则神明不致逆乱而愈。

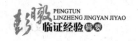

补阳还五汤治疗慢性肾小球肾炎

（《江西中医药》1989 年第 72 卷第 1 期，52 页）

德阳市人民医院　彭暾

缪某某，男，61 岁。1988 年 7 月 22 日初诊。两年前因患慢性肾小球肾炎而于某医院住院治疗，经中、西医治疗半年，蛋白尿依然持续不消。而后辗转求医年余，病情依然，乃邀余诊治。诊见其面色黯黄，头晕乏力，腰酸怕冷，食欲不振，心悸烦躁，小便微黄，舌紫黯，苔薄白，脉沉涩。实验室检查示：尿蛋白（＋＋＋＋），尿红细胞（＋）；血清尿素氮 9.1mmol/L，血肌酐 198mmol/L。西医诊断：慢性肾炎普通型。中医辨证属脾肾气虚，瘀阻脉络。方选补阳还五汤加味：黄芪 90 克，当归尾、赤芍、桃仁、地龙、仙灵脾各 12 克，川芎、红花各 6 克，丹参、党参、乌梅炭各 30 克，益母草 50 克。患者服本方月余，诸症改善，尿蛋白减为微量。后以本方为基础加减化裁服药半年，经多次复查小便常规及肾功能均恢复正常。3 年后随访，未复发。

按：据"久病入络"、"气虚而血滞"的理论，是病为瘀血作祟。选用补阳还五汤益气活血，扶正祛瘀，加丹参、党参、益母草以增补气活血之功，仙灵脾、乌梅炭益肾摄精。诸药合用，正气复而瘀血去，络脉通而精微固，顽疾遂除。

血府逐瘀汤治疗病脑伴发症状性精神病

（《四川中医》1991 年第 4 期，30 页）

德阳市人民医院　彭暾

刘某，女，4 岁。1989 年 11 月 23 日初诊。两个月前患儿因突发寒战高热、头痛、昏睡、下肢软瘫，在本院儿科经腰穿确诊为"病毒性脑炎"。抗感染及对症治疗一月后，诸症消失出院。20 天前，患儿渐显精神障碍，后呈典型谵妄状态，并有攻击行为，服清热解毒、安神开窍等中药罔效，某院以病毒性脑炎恢复期、症状性精神病收入院。以氯丙嗪治疗半月，症状依然，遂自动出院而转中医治疗。刻下颜面晦滞，喧扰不宁，时哭时笑，多语不休，入夜尤甚，秽洁不知，手足心热，少寐，口干不愿多饮，二便不能自理，舌质紫黯，脉沉涩。证属气血凝滞，瘀热扰心。治当活血化瘀，兼以清心开窍。投血府逐瘀汤加减：当归 6 克，生地 20 克，红花、川芎各 4 克，柴胡、枳壳、桃仁各 10 克，白芍、怀牛膝、麦冬、郁金各 12 克，甘草 3 克。同时停服氯丙嗪。服药 4 剂后，患儿精神意识及思维较前明显好转，多语躁动显著减轻，睡眠尚可。前方去川芎、麦冬，加丹参 20 克，五味子 10 克。继服 7 剂，神气清爽，言语有序，二便能自理，且能看图识字。意识障碍已除，遂停药观察。随访半年，一切正常。

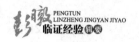

桂枝麻黄各半汤治疗急性荨麻疹

（《四川中医》1988 年第 9 期，46 页）

德阳市人民医院　彭暾

　　笔者用桂枝麻黄各半汤治疗急性荨麻疹多例。主方：桂枝、麻黄、白芍、苦杏仁、生姜、大枣、甘草。每日 1 剂，水煎服。加减：风寒偏盛者，加防风、川芎、苍耳子；属风热偏盛者，加银花、连翘、蝉蜕、石膏；挟湿热者，加土茯苓、赤小豆、白鲜皮等。

　　刘×，女，31 岁。1985 年 3 月 16 日初诊，3 天前因洗澡后汗出当风，随即全身出现弥漫性大小不等的扁平隆起，颜色淡红，瘙痒难忍，皮疹常在受寒凉刺激后随瘙痒而骤然发生，又迅速消退，反复发作。经服用氯苯那敏（扑尔敏）等抗组织胺药物，发作未得控制。诊见：颜面微红肿，形寒恶风，无汗，腹部隐痛，舌淡苔薄白，脉浮紧。此乃风寒闭郁，不得外达，传于肌肤所致。治以桂枝麻黄各半汤加味：桂枝、麻黄、川芎、甘草各 6 克，白芍、苦杏仁、大枣、防风、苍耳子各 12 克，生姜 3 片。服药当夜，周身微汗出，皮肤瘙痒大减，皮疹未再作。2 剂后，症状完全消失。

　　体会：急性荨麻疹多属风邪为患。多因风寒郁于肤表，或风热传结肌肤，或风湿热挟杂交阻肌腠所致。故其治疗立足于疏透风邪，使邪畅达外出而不瘀滞。根据"其在皮者，汗而发之"的治疗原则，选辛温轻剂桂枝麻黄各半汤为主方，小发其汗。方中麻黄、苦杏仁、生姜宣散风邪，桂枝解肌祛风，助麻黄以逐邪，白芍益阴和里，固在里之营阴，甘草、大枣养胃气为小发汗之资。方中既有麻、桂等阳药，也有芍、枣等补阴药，刚柔相济。因其属辛温轻剂，故能随药物加减之异，而有不同的功用。

升麻鳖甲汤治疗荨麻疹

（《四川中医》1991年第5期，43页）

德阳市人民医院　彭曦

　　基本方：升麻、当归、鳖甲各12克，川椒20粒，雄黄（冲服）1克，甘草6克。水煎服，每日1剂，儿童减半。急性荨麻疹加防风、牡丹皮、蝉蜕；慢性荨麻疹加生地、白芍、乌梢蛇。

　　苏××，女，27岁。1987年8月24日初诊。四天前因逢经期受暴热，随即全身出现局限性大小不等的扁平隆起，边缘不整齐，颜色鲜红，中心色白而硬，瘙痒难忍，皮疹常在遇热时随瘙痒而骤然发生，又常迅速消退，反复发作，服用西药后仍不能控制。诊见：颜面潮红，咽微痛，声音嘶哑（系喉头水肿所致），皮疹抚之灼热，腹部微痛，小便黄。大便溏而不爽，皮肤划痕试验呈阳性反应，舌黯红苔薄黄，脉浮数。此系外受热毒，侵及血脉所致。治以升麻鳖甲汤加味：升麻、鳖甲、当归、防风、牡丹皮各12克，川椒20粒，雄黄（冲服）1克，蝉蜕、甘草各6克。患者服药是夜，皮肤瘙痒即减其大半，皮疹未再隆起。2剂后，诸症若失。一年后询知，未再复发。

　　体会：荨麻疹是一种变态反应性疾病，祖国医学称为瘾疹。因其发作时周身出现红斑，形态大小不一，颜色鲜红或淡红，多见腹痛或可见咽痛声嘶等症，与《金匮要略》所描述的"向赤斑斑如锦文，咽喉痛，……"之阳毒为病颇相类似，故借用升麻鳖甲汤于此治荨麻疹。方中升麻能升能散，合甘草以清热解毒，鳖甲入阴养血，引邪外出，配当归以和营散瘀，因其病浅毒邪在表，利在速散，故有辛散强烈之川椒、雄黄，以使毒解邪散故而病愈。

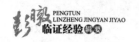

天王补心丹治疗皮肤瘙痒症

（《四川中医》1989 年第 22 期，33 页）

德阳市人民医院　彭暾

笔者用天王补心丹加减治疗全身性皮肤瘙痒症疗效确切，现简介如下。

基本方：生地、柏子仁、天门冬、麦冬、太子参、玄参各 20 克，当归、五味子各 10 克，茯苓、酸枣仁各 15 克，丹参 30 克。水煎服，两日 1 剂。外邪引发者，加防风、地肤子；血分有热者，加牡丹皮、白芍；阴亏血少者，加制首乌、胡麻仁；顽固难愈者，加乌梢蛇、蜈蚣。

杨××，女，41 岁。1986 年 3 月 28 日初诊。患者皮肤瘙痒三年，反复发作。某医院诊断为皮肤瘙痒症，内服、外用西药均难奏效。患者周身无原发皮疹，多在每晚入睡前加剧，持续约两小时。因过度搔抓，全身皮肤见散在抓痕及血痂，躯干部分可见色素沉着。伴心烦不眠，口燥咽干，大便干燥，月经延后、量少，经前口舌生疮，舌尖红、苔少，脉细数。证属心阴亏耗，血虚动风生热。以滋阴清热，养心补血为治。以基本方去茯苓加制首乌 20 克、莲子心 10 克、胡麻仁 30 克。前后六诊，服药 18 剂，瘙痒及自觉症状消失，皮肤色素沉着渐趋消退。追访一年，未见复发。

按：皮肤瘙痒症，多病程较长，经年难愈，治疗上一般以疏风清热除湿或养血熄风为法，然往往屡治屡发。受内经"诸痛痒疮，皆属于心"之启发，笔者认为，皮肤瘙痒症似属痒疮范畴。盖心主血脉，心阴不足，阴亏血少，一则血脉无以运行血液营养润泽肌肤，二则血虚化风，风性主动，故见皮肤瘙痒。天王补心丹养心阴，追本求源，故能有卓效。

达原饮加味治疗小儿病毒性肠炎

（《四川中医》1989 年第 5 期，26 页）

德阳市人民医院　彭暾

　　笔者采用达原饮加味治疗小儿病毒性肠炎多例，患儿年龄在 6 个月～2 岁，病程 5～10 天，疗效显著，现简介如下。

　　方药组成：厚朴、槟榔、黄芩各 8 克，草果 5 克，知母 6 克，白芍 10 克，甘草 3 克。水煎服。有上呼吸道症状加金银花、连翘各 10 克，葛根 12 克，生姜 2 片；无上呼吸道症状加太子参 10 克，白术 8 克，姜炭 6 克，儿茶 4 克。

　　张×，男，8 个月。1986 年 10 月 15 日诊。腹泻 11 天，病起一周内伴发热、微咳，因西医治疗乏效而转中医治疗。诊见患儿精神不佳，午后两颧微红，腹胀纳呆，微呕吐，泄下蛋花样便，泻而不畅，每日 6～13 次，肛门发红，小便黄少，前囟凹陷，皮肤弹性减退，苔白微黄厚腻，指纹紫暗沉隐。实验室检查示：血白细胞 6.2×10^9/L，大便常规及大便培养均未见异常。临床诊断为病毒性肠炎，拟治以清热和中、健脾渗湿。予达原饮加味：厚朴、槟榔、黄芩、白术各 8 克，白芍、太子参各 10 克，知母、姜炭各 6 克，草果 5 克，儿茶 4 克，甘草 3 克。1 剂服尽，日泻 2～3 次，大便接近成形，再剂后病愈。

　　体会：小儿病毒性肠炎又叫作秋季腹泻，鉴于本病多发于秋季及发病初期伴有上呼吸道症状这一特点，根据前人"无湿不成泻"之说，其病因病机似属长夏感受湿热，湿遏热伏，秋季复受外邪引发，湿初热蒸，清浊交混，而成湿热内阻、表里证同见之泄泻，选用达原饮能宣透秽浊之气，清利湿热之邪。病初伴有表证者加金银花、连翘、葛根、生姜以疏风清热解表，使本方具有疏风清热、和中渗湿之功，而表证尽时则加太子参、白术、姜炭、儿茶以健脾止泻，从而本方又具清热除湿、益脾和中之效。清利宣透的同时再随症加减，使外邪去，湿热除，脾胃功能得以正常运转，这对本案患儿得以尽快泻止病愈有重要意义。

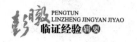
温经活血法治疗阴吹

（《四川中医》1989 年第 1 期，37—38 页）

德阳市人民医院　彭暾

尹某某，女，32 岁。1988 年 5 月 12 日诊。患者于 3 个月前行人工流产术，嗣后每次月经经量甚少，出现周期性腹痛，腰酸，下腹部坠胀感，近半月来前阴出声如矢气状，往往步履而有声，妇科检查显示子宫部分粘连。诊见舌质紫黯，脉细涩。西医诊断：宫腔粘连。中医诊断：阴吹，证属寒客胞宫，气滞血瘀。治以温经散寒，活血行气。拟少腹逐瘀汤加减：小茴香、延胡索、当归、乌药、赤芍各 12 克，干姜、蒲黄（包煎）、五灵脂各 10 克，肉桂、川芎各 6 克，丹参、川续断、益母草各 30 克。水煎服，每日 1 剂。连服 2 剂后，前阴出声消失，下腹坠胀、腰酸等症亦随之减轻。继服上方 5 剂，月经来潮，经量恢复正常，诸症悉平。妇科检查证实宫腔粘连痊愈。

按：阴吹声喧，《金匮要略》认为乃大便燥结腑气不通使然，《温病条辨》又有"饮家阴吹"之说。而本案例患者实因人流术后，血室正开，寒邪乘虚而入，致寒客胞宫，血为寒凝，冲任受阻。而气以宣通为顺，瘀血内停，则气机郁滞，郁久横逆乃别走旁窍，故成阴吹。方中既有肉桂、干姜等温经散寒治其本，又有归、芍、乌药等活血行气治其标，寒邪得去，气血调畅，则阴吹得平。

温经汤治疗雷诺氏病

（《四川中医》1997 年第 15 卷第 6 期，53 页）

德阳市人民医院　彭曒

　　温经汤方载《金匮要略》，该方乃妇科调经常用方，主治冲任虚寒，瘀血阻滞所致月经不调、痛经、崩漏等，故名"温经"。然笔者根据本方寒热消补并用的药物配伍，临床应用此方加减化裁，治疗其他多种疾病，屡获良效，兹举于此。

　　刘×，女，29 岁，1993 年 1 月 3 日初诊。患者于三年前即见双手手指间歇发白与发绀，常因情绪激动或受寒而诱发，经本院诊断为雷诺氏病。患者述手指在与冷水接触后，肤色即变白，继而发绀，常由指尖开始，然后波及手指及手掌，自觉局部麻木，甚则有针刺样疼痛，发作持续数分钟后自行消失，或局部加温可使发作停止。伴见面色㿠白，畏寒肢冷，纳差乏力，月经先后不定期，量少，色暗有块，舌淡胖有齿印，苔白滑，脉沉细涩。盖四肢为诸阳之本，此乃阳气不足，经脉受寒，寒滞血脉，血络瘀阻使然。治以温经散寒，活血通络，投温经汤加减：党参、葛根、丹参各 30 克，麦冬 15 克，当归、白芍、桂枝、阿胶、地龙各 12 克，川芎、全蝎、生姜、甘草各 6 克。患者连服 5 剂后，发作次数减少，手指发绀减轻，麻木疼痛缓解，仍觉畏寒肢凉。守原方加杭巴戟 15 克，又服 7 剂，诸症明显好转。继服原方 7 剂，自觉无恙，半年后随访，未见复发。

　　按：《素问·逆调论》云："荣气虚则不仁，卫气虚则不用；荣卫俱虚，则不仁且不用。"《素问·举痛论》又云："寒则气收。"本例患者阳气虚弱，阴寒偏盛，经脉气血因寒邪凝闭而阻滞，致上肢阳气无以温煦，故见肢端麻木冷痛。施以温经汤温阳散寒，再辅以丹参、全蝎、地龙、葛根以通阳活络，故收"标本同治"之效。

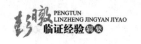

温经汤治疗十二指肠溃疡

（《四川中医》1997 年第 15 卷第 6 期，53 页）

德阳市人民医院　彭暾

刘×，男，31 岁。1992 年 11 月 2 日初诊。五年前患者经本院胃镜检查诊断为十二指肠溃疡，病情反复，且以每年入秋后发作尤为频繁，呈典型节律性疼痛，即饥饿时痛剧，进食后缓解。刻下患者发病已月余，胃痛隐隐，喜温喜按，口渴，喜少量热饮，空腹时痛剧，得食缓解，嗳气反酸，食少神疲，四肢不温，大便微溏色黑，舌淡嫩，苔薄白，脉虚弱。大便隐血（＋＋）。此为中气不足，肝胃虚寒，寒自内生，胃失温养之故，拟暖肝温胃，健脾散寒，予温经汤加减：党参、白芍、瓦楞子、丹参各 30 克，桂枝、当归、半夏、阿胶、牡丹皮、炮姜各 12 克，吴茱萸、儿茶、甘草各 6 克。患者服药 2 剂，胃痛明显减轻，食纳、精神好转，大便隐血（－），仍述胃脘部空痛不适。宗前方加减化裁，连服 2 月，诸症若失。嘱其服香砂养胃丸善后，1 年后随访，未见复发。

按：肝与胃，木土相克，气郁可致肝气横逆犯胃而致胃脘疼痛，然肝经虚寒，寒客于胃，亦可致胃气不和，失于温养而痛。诚如《医学真传·心腹痛》谓："所痛之部，有气血阴阳之不同……虚者助之使通，寒者温之使通。"故选用温经汤，暖肝散寒温胃，重用白芍以柔肝止痛，加瓦楞子、丹参、儿茶活血止血化瘀，诸药合用，使肝寒得散，胃气得和，"通则不痛"，而患者病愈。

温经汤治疗血管性头痛

（《四川中医》1997 年第 15 卷第 6 期，53 页）

德阳市人民医院　彭暾

王某，女，29 岁。1992 年 12 月 12 日初诊。患者患偏头痛性血管性头痛 10 余年，多呈周期性发作，每遇经前或迎风遇寒即剧烈复发，病发初时如有风吹头部，继则颈部、眼眶、渐至半侧头痛，呈搏动性刺痛，每次头痛持续约 2 天。刻诊见左侧头痛延及头顶，痛剧时泛吐清水，遇风时头痛加重，精神欠佳，语音无力，入夜手心烦热，月经 2～3 个月一至，来时逾期不止。此次适逢经期第 3 天，小腹胀闷疼痛，舌淡红苔白厚，脉弦细。脑血流图示：脑动脉紧张度增高。此乃肝经虚寒，浊阴上逆。治当温经散寒，降逆通络。投温经汤加减：当归、白芍、桂枝、干姜、半夏、阿胶、牡丹皮各 12 克，党参 50 克，麦冬、川芎、白芷各 25 克，吴茱萸、甘草各 6 克。患者连服 2 剂后，复诊时自述服药两次后头痛即除，月经已尽，精神好转，唯小腹仍觉冷痛，手足心热。仍宗原方，3 剂药毕，诸症告愈。1993 年 10 月 1 日疾复发，投原方 2 剂收功。

按：《临证指南·头痛》邹时乘按："头为诸阳之会，与厥阴肝脉会于巅，诸阴寒邪不能上逆，为阳气窒塞，浊邪得以上居，厥阴风水乃能递上作痛。"本例患者，头痛日久，阴损及阳，阳气虚弱，清阳不展，阴寒上乘阳位，致气血逆乱，瘀阻经络，脑失所养而头痛。选用温经汤温经以散寒，重用川芎、白芷功在活血行气止痛，从而阳气温、寒邪散、经络通、清窍得荣而获效验。

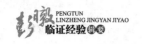

温经汤治疗新生儿硬肿症

（《四川中医》1990年第1期，25页）

德阳市人民医院　彭暾

　　夏某，男，7天。1988年1月14日诊。患儿于出生3天后即见大腿、臀部之皮肤变硬，体温不升，诊为"新生儿硬肿症"，经放入温箱3天及输液、抗感染等治疗，硬肿反延及面颊、胸背部。刻诊：面无表情，身冷肢厥，周身皮肤呈青紫色，僵硬而光滑，欲哭无声，呼吸细弱，唇口干燥，吮乳无力，微吐，小便少，指纹淡紫沉隐，舌黯红苔薄白。体温35℃。询知患儿系孪生之弟，早产1月，体重不足2公斤。证属胎禀不足，肾气虚弱，寒凝肌腠，瘀血阻滞。治宜温经益肾，散寒活血。拟温经汤加减：桂枝、当归、白芍、麦冬、生姜各6克，党参、补骨脂各10克，吴茱萸、半夏、川芎、甘草各3克。浓煎频服，药渣再熬水外洗，嘱其注意保暖。1剂服尽，周身皮肤逐渐变暖变软，肤色也转为淡红，四肢欠温，哭声无力。原方加丹参10克续服1剂，肌肤转软，肤色红润，诸症悉除，体温36.6℃。守方迭进2剂，以资巩固。

　　按：温经汤原出《金匮要略》，有温养血脉之功，乃治疗妇人冲任虚寒兼有瘀血之方。本例新生儿硬肿症，缘于先天肾气不足，出生适逢隆冬，寒邪外闭，阳气不能循经布达温煦肌表，寒瘀互结，经络不通。经云："寒气入经而稽迟，泣而不行。"故见周身肌腠僵硬青紫。寒邪凝闭阻滞，自当振奋不足之阳气，温散经络之寒瘀，所谓"寒则泣不能流，温则消而去之"。故借用温经汤于此，异病同治，使寒邪散、肌腠通，而收异曲同工之妙。

五子衍宗丸治疗眼肌型重症肌无力

（《四川中医》1992年第1期，44页）

德阳市人民医院　彭曦

严×，女，35岁，1989年9月2日诊。三个多月来暂时性眼睑下垂反复发作，复视，晨轻夜重，疲劳后加剧，经休息后有恢复倾向。起病初为左侧眼睑下垂，半个月后原先受累的左侧眼肌恢复而转为右侧眼睑下垂。曾用新斯的明、阿托品、氯化钾、麻黄素等西药治疗，病情时好时复发。血压15/10kPa，血常规、大小便常规、胸透、心电图均无异常。视力正常，肢体未见受累。眼肌疲劳试验阳性。中医辨证：患者面色㿠白，神疲，腰膝酸软，尿后余沥，白带清稀，右眼上胞麻木弛缓，常无力展开，需用手拈起眼胞，方能视物，舌质淡，苔薄白，脉沉细无力。此为肾气不充，失于固摄之"睑废"。治以补肾固摄，养血通络。予五子衍宗丸加味：菟丝子、枸杞子各30克，覆盆子、丹参各25克，车前子、当归尾、地龙各15克，五味子10克，制马钱子3克。服3剂后，眼睑下垂明显减轻，只是在长时间看电视后微有垂睑，原方加熟地12克，连服5剂后诸症若失。遂停汤剂予服杞菊地黄丸，每次10克，一日二次以善后。随访一年，未复发。

按：眼肌型重症肌无力，临床多责之邪风侵袭、脾虚湿热、中气下陷。而此患者系中年女性，产育房劳，伤精耗血，致肾精不足，疏于固秘，肾精亏虚，固摄失职，而见眼睑下垂。因此选用《证治准绳》五子衍宗丸加味治疗，加马钱子取其对中枢神经系统之兴奋作用，加地龙、当归尾、丹参意在养血活血通络，故收补肾填精以固摄，养血通络而开睑之效。

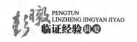

麻黄附子细辛汤治疗鼻鼽

(《四川中医》1990年第10期，43页)

德阳市人民医院　彭暾

　　赵某，女，29岁。1988年4月27日诊。患者遇冷则突发鼻塞伴清涕不断一年余，某医院诊断为"过敏性鼻炎"。经中西医治疗仍时发时止。症见鼻窍奇痒，鼻塞声重，清涕不止，喷嚏连连，以晨起遇风时尤易发作，极易感冒，嗅觉迟钝，白带清稀量多，面色㿠白，手足厥寒，畏风怕冷，倦怠乏力，懒言声低，舌淡嫩苔薄白，脉沉无力。鼻镜检查：双下鼻甲肿胀苍白，鼻道有大量清涕。此乃鼻鼽，证属阳气素虚，复受风寒，肺卫不固，连及少阴。治以温经散寒，益气固卫。方拟麻黄附子细辛汤加味：蜜麻黄、细辛各6克，黄芪、制附片各30克，防风12克，炙甘草10克。3剂，浓煎频服。药后鼻塞、清涕均大减，神气清爽，手足转温，白带亦除。仍微畏寒，遇冷空气时尚微觉鼻塞。仍继服原方6剂，鼻塞、清涕均除，面色红润，语音有力，鼽告愈。一年后随访，未见复发。

　　按：肾为水火之宅，阳气之本。由于少阴与太阳其气相通，太阳感寒，寒邪循经困遏少阴，致肾的气化功能失常，水液失于温化，津液无以固摄，而见鼻涕不止。该患者具少阴阳虚症状，肾阳虚而不能主津液，正所谓："诸病水液，澄澈清冷，皆属于寒。"故投麻黄附子细辛汤，一以温少阴之里寒，一以散太阳之风邪，合黄芪、防风、炙甘草益气固卫，温散兼施，从而肾的气化得司，开关有度，则鼻鼽得以痊愈。

麻黄附子细辛汤治疗咯血

（《江西中医药》1990年第22卷第6期，40页）

德阳市人民医院 彭暾

　　段某，女，36岁，1987年6月27日就诊。患者诉心悸、胸闷气短、痰中时带血已19年。半月前因感冒后咳嗽，始为痰中带血丝，渐至大口咯血，血色呈鲜红或粉红色，某医院诊断为"慢性风湿性心脏病，心力衰竭"。经服西药地高辛及清肺泻肝、养阴凉血等中药数剂，未能见效。刻诊：精神疲倦，形寒肢冷，两颧紫红，口唇青紫，语声低微，呼吸难续，微咳无痰，常轻咳即咯出鲜血，甚则量可盈碗，心中惕惕而动，舌质紫黯，舌体胖嫩，苔白微腻，脉沉细而数。X线检查示：左心房明显增大，食管向后移位。心电图出现增大的双相P波，提示左心房肥大。脉证合参，显系心阳素虚，复感风寒，致阴寒内盛，致血外溢。治宜温补心阳，益气解表。方用麻黄附子细辛汤加味：蜜麻黄6克，附片（先煎2小时）60克，细辛6克，桂枝30克，太子参30克，炙甘草10克，2剂，浓煎频服。

　　6月29日复诊：服药后咯血减其大半，血色呈黯红色，精神好转，四肢渐温，心悸自觉缓解，尚有微咳，舌苔薄白。上方附片减为30克，加桃仁10克。连服5剂后，面色及口唇转红润，咯血已止，并能做轻微劳动，不咳。后以炙甘草汤加附片调服两月余，心悸、气短诸症基本缓解。随访一年，咯血未见复发。

　　按：咯血，临床多责之风热伤肺、肝火犯肺或阴虚火旺。而本案例系患慢性风湿性心脏病近20年，久病之后，心脏阳气衰微，不能温养血脉，复受风寒，心阳无力推动血液运行，致使血液外溢。患者形寒肢冷，心悸咳嗽，口唇青紫，脉沉细而数等症显属阳衰感邪之候，时值夏日，并有咯出鲜血之假热征象，仍以麻黄附子细辛汤重用附片60克，重加桂枝30克，共复心阳，兼散寒解表，加太子参、炙甘草益心气以复心用。稗正气存内，鼓邪外出，心阳得温，阴霾自散，血液循行有度，则不止血而血自止。

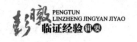

通因通用法治疗胎漏

(《四川中医》1994 年第 11 期，46 页)

德阳市人民医院　彭暾

张某，女，29 岁，1986 年 4 月 27 日初诊。结婚四载，去年 3 月怀孕，然不足 3 个月即流产。刻诊：患者末次月经 1986 年 2 月 28 日，阴道流出少量暗黑色血已 10 天，曾服补肾安胎中药数剂，不效。腹部微冷，胀痛，且时有刺痛下坠感，腰酸，形体消瘦，面色青紫，嘴唇紫暗，心烦易怒，五心烦热。继往月经量少色紫而有瘀块，经期少腹疼痛难忍。舌质黯有瘀斑，脉细涩。测尿 HCG 的试验阳性。B 超提示：早孕合并子宫肌瘤。此证正如王清任所言："子宫内先有瘀血占其地……血不能入胎胞，从旁流而下，故先见血。"显系气滞血瘀，胎元不固，遵"有故无损亦无损"之旨，拟行气活血，逐瘀安胎。方用少腹逐瘀汤加减：小茴香、当归、赤芍、白芍、五灵脂、玄胡、香附、蒲黄（包煎）各 12 克，川芎、炮姜各 6 克，党参、续断各 30 克。

4 月 3 日复诊：服两剂后，漏红已减大半，少腹坠胀豁然若失，神振食增，心烦亦除。再服四剂，漏红止，神气清爽。为杜其炉灰复燃，从本图治，处以举元煎合四物汤加味，益气活血，养血安胎，5 剂以善后。后随访顺产一女婴，母子健康。

按：胎漏，虽有出血症状，实则因经络瘀阻，任脉不通，血行不畅，气血难以滋养胎孕，故见漏红不止。临床多以为活血之品为胎孕大忌，但本案运用活血益气化瘀之方，使得气血流畅，胎有所养，而收安胎之效。

龙胆泻肝汤治疗过敏性鼻炎 13 例

(《广西中医药》1991 年第 14 卷第 6 期，253 页，有删节)

德阳市人民医院　彭曒

　　笔者应用龙胆泻肝汤加味治疗过敏性鼻炎，疗效较为满意。现简介如下：

　　药物组成：龙胆草 9g，栀子 9g，生地黄 20g，当归 12g，柴胡 12g，木通 12g，泽泻 12g，车前子 15g（包煎），黄芩 12g，地龙 12g，茯苓 30g，白蔻仁 10g，甘草 3g。头痛眩晕，口苦目赤加菊花 12g，夏枯草 30g；小便黄赤，舌苔黄腻加黄柏 12g，滑石 18g。每日 1 剂，水煎分 2 次服，脾胃虚弱者分 4 次服。

一、典型案例

　　患者 4 年前受暴热后继见频繁突发鼻塞，流涕不止，喷嚏连连。于本院诊断为过敏性鼻炎。曾服扑尔敏、维生素 C、泼尼松等西药，中药多以玉屏风散、八珍汤、金匮肾气丸及祛风散寒之剂治之，病情时好时发。察其颜面潮红，眩晕，口苦耳塞，稍微活动后或天气稍热则突发鼻窍奇痒，鼻腔流出较多黏液样涕，就诊时不时以手帕擦拭流淌不止之鼻涕，嗅觉迟钝，小便黄少，舌质红，苔黄腻，脉弦有力。鼻镜检查示：双下鼻甲肿大，鼻腔黏膜水肿，呈灰蓝色，有大量分泌物。证属肝经湿热，循经犯肺。治以清肝利湿，上病下取。予龙胆泻肝汤加黄柏 12g，滑石 18g。水煎服，每日 1 剂，早晚分服。经治疗 18 天后，临床症状及体征、鼻塞流涕均消失，鼻镜检查正常。随访 1 年，未见复发。

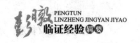

二、体会

过敏性鼻炎属中医"鼻鼽"范畴，以肝经实（湿）热辨治本病的确不多见。由于肝经实（湿）热，循经犯肺，致肺主水、通调水道之功能失调，使津液的输布代谢发生障碍，津液上出鼻窍溢而为涕，而致鼻涕不止。因此选用龙胆泻肝汤加味治疗，这对过敏性鼻炎实为一种常中求变的治法。而对于虚实症状兼有的患者，服用本方，反易伤气。

升补泽泻汤治疗美尼尔氏病 90 例临床观察

（《四川中医》2004 年第 22 卷第 3 期，59 页，有删节）

德阳市人民医院　彭暾　刘向明　杨东山

　　美尼尔氏病（梅尼埃病）以发作性眩晕、感音性听力减退及耳鸣为其典型的三联症状，属中医眩晕病的范畴。彭暾老师依据多年临床经验及个人用药体会，运用升补泽泻汤观察治疗美尼尔氏病取得满意疗效，现简介如下。

　　廖××，女，28 岁，2001 年 1 月 12 日初诊。因突发头目眩晕、恶心伴呕吐 1 天就诊。患者近 6 年来似此突发眩晕已有十余次，且每次均需住院治疗。刻下：眩晕如坐舟车，耳鸣并自觉听力下降，睁眼、翻身即吐，吐出大量清水夹痰涎，只能闭目卧床，白带清稀量多，苔薄白，脉弦细。血压正常，变温试验显示前庭功能减退。诊断为美尼尔氏病。辨证属水停心下，清阳不升，浊阴上犯之支饮眩冒证。治当升清降浊，利水止眩。处方：升麻 15g，泽泻、白术、骨碎补各 60g。水煎，分 3 次服。翌日复诊，药后 6 小时即自觉眩晕减其大半，呕吐止。上方继服 3 剂，诸症若失，再服调理脾胃之剂以善后。1 年后随访，未见复发。

　　美尼尔氏病又称内耳眩晕病，现代医学认为系内耳的淋巴代谢失调，淋巴液分泌过多同时吸收受阻，致膜迷路积水，内淋巴系统膨胀，压力升高，平衡功能失调而致。根据其表现出的临床症状，彭暾老师认为当属《金匮要略》中所述之"支饮眩冒"证。头为诸阳之首，由于心阳被水饮所遏，阻碍脾胃阳气之升降，清阳不能上走于头目，浊阴不能下行为小便，阴浊水饮上干清阳之位，故见"苦冒眩"。此前彭暾老师曾单以泽泻汤治疗美尼尔氏病[1]，疗效尚可。如何进一步缩短病程，提高疗效，分析泽泻汤中有导浊阴下行之功，而无引清阳上升之力。所以浊阴上逆，还在于清阳不能上升，故治疗上要顾及升清才能降浊。《医学启源》谓升麻"若补其脾胃，非此为引不能补"。前人因其上升之性，恐助火生痰，而惧用于呕吐诸症。而彭暾老师以升麻"善提清气"之

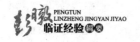

功，配伍运用于泽泻汤中，尚未见呕吐加重之弊。至于加用骨碎补，早在《雷公炮炙论》及《本草汇言》就有其治疗"耳鸣""肾虚耳鸣耳聋"的记载，笔者借鉴前人经验及后世用骨碎补治疗药物中毒性眩晕的启发，伍于泽泻汤中组成升补泽泻汤，标本同治。通过临床观察，升补泽泻汤较之泽泻汤有见效更快、疗效持久的特点，值得临床推广应用。

【参考文献】

彭暾. 泽泻汤治疗内耳眩晕病 92 例 [J]. 陕西中医，1989，10 (12)：534

白花蛇舌草治疗肾性蛋白尿

(《中医杂志》2007 年第 48 卷第 4 期，342 页)

德阳市人民医院 彭曦 刘向明

白花蛇舌草，苦、甘，寒，有清热解毒、利湿之功效，多年来彭师在治疗肾炎的过程中，发现重用白花蛇舌草能收到较好的消除蛋白尿的作用。

一、治疗方法

白花蛇舌草 30~60g，煎服或代茶饮，每日 1 剂，1 个月为 1 个疗程，可连服 3 个疗程。

二、典型病例

李某，男，26 岁。患者 2 年前因颜面浮肿，小便常规示尿检蛋白（＋＋＋），红细胞（＋＋），于当地医院诊断为慢性肾小球肾炎。近半年来，每于劳累或感冒后，症状加重，时有浮肿、咽痛、小便不利、腰痛乏力等症状，舌质微红、苔薄黄微腻，脉弦细。曾先后服用益气健脾、滋肾固精等中药及西药均无明显效果。此次因尿检同前而求诊。药用白花蛇舌草 60g，煎汤代茶饮。连服 2 个月后，复查尿蛋白（＋），尿红细胞消失，继用上法治疗 1 月后诸症若失，尿检阴性。长期服用白花蛇舌草若出现脾虚纳差，可加用大枣 30g，可防止苦寒伤胃。

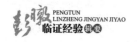

乌梅治疗肾性蛋白尿

（《四川中医》2005年第23卷第8期，30—31页）

德阳市人民医院　彭暾

乌梅，酸、平，内服能收敛生津，安蛔驱虫。《本经逢原》谓其能"酸收益肾"。近年彭师在治疗慢性肾炎并慢性肠炎时，意外发现乌梅确有消除肾性蛋白尿的作用，此后经重复应用于肾脏疾病所致之蛋白尿，证明其效果显著。

向某，男，47岁，2003年10月26日初诊。因反复颜面及双下肢浮肿10余月，加重伴尿少3天就诊。诊见患者颜面浮肿，面色萎黄，头晕乏力，食纳欠佳，腰膝酸软，下肢肿，午后尤甚，大便稀溏年余，每日3~4次，尿频量少，舌淡嫩，苔白厚，脉沉细无力。尿常规示：尿蛋白（＋＋＋），红细胞（＋＋）。查血示：血清尿素氮、肌酐正常。血压20/13kPa。西医诊断为慢性肾小球肾炎。中医辨证属脾肾气虚，治以益气健脾、固肾涩精，方用补中益气汤加温肾之品。患者服4剂后自觉诸症好转，尿量增加，浮肿减轻，但大便仍然稀溏，每日3~4次，尿蛋白（＋＋＋）。思虑良久，于前方加乌梅炭30g，意在以乌梅之酸收涩肠止泻，经服10剂后不仅大便正常，尿检蛋白亦为微量。遂以前方略做增减，乌梅用量不变。患者坚持服用3月，此后半年经数次复查尿常规均正常。

按：肾性蛋白尿指由于肾脏疾病而致尿中出现蛋白，治疗上有较大难度。笔者根据临床经验所得及肾关不固、精微下泻的理论，在其临床工作中以乌梅为主治疗肾性蛋白尿，既体现了中医药传统的"酸以敛精"理论，又发掘了乌梅新的功效。其消除尿蛋白的作用，是否因乌梅含多种有机酸，以及有较强的广谱抗菌、抗过敏作用，从而减少细菌异体蛋白所致抗原抗体产生，阻止了感染后因变态反应引起的肾脏弥漫性肾小球损害而使蛋白尿消除，有待进一步研究证实。

乌药治疗泌尿系统结石

（《甘肃中医》1994 年第 7 卷第 5 期，4 页）

德阳市人民医院　彭暾

乌药，辛、温，功能行气散寒止痛，余在近年临床实践中，以大剂量乌药为主，治疗泌尿系结石，每获良效。

万某，男，25 岁，2002 年 11 月 2 日初诊。间歇性反复发作肾绞痛伴血尿2 周，经服排石通淋等中药乏效，邀余诊治。诊见：患者右侧腰腹绞痛，痛向膀胱放射，时引及右侧睾丸牵拉痛，右肾区叩击痛明显，伴有尿急、尿痛等膀胱刺激征症状，间有尿血，舌黯红、苔黄微腻，脉弦细。小便常规：尿蛋白（＋），白细胞（少），红细胞（＋＋＋＋）。B 超：右肾肾盂内见一约 0.5cm×0.6cm 强光点，下方伴声影，提示"右肾结石"。证属湿热下注，沙石结聚。治宜清热利湿，通淋排石。连服石苇散加金钱草 5 剂后不效。细查病状，患者以腰腹绞痛为主，乃更方为芍药甘草汤加乌药以行气缓急止痛：白芍 30g，甘草 30g，乌药 50g。服药后翌晨，患者排尿时突觉小便艰涩，欲溺不出，尿道痛如刀割，用力尿时随即排出一粒黄豆大结石，小便遂通畅。B 超复查示双肾正常，小便常规复查未见异常。

范某，女，19 岁，未婚，2003 年 5 月 22 日初诊。患者因突发左侧腰腹剧痛伴血尿 1 天来诊。诊见：患者腰腹绞痛，以左侧为甚，牵引少腹，小便滴沥不畅，时有中断，左侧肾区及肋脊角叩击痛，舌质红，苔薄黄，脉弦数。小便常规：白细胞（1~5）个，红细胞（＋＋＋＋）。B 超示左肾盂轻度积水，左输尿管上段扩张。X 线腹部平片示左输尿管中段 0.6cm×0.6cm 结石一枚。脉证合参，属湿热蕴结成石，方用八正散加金钱草，连服 7 剂后，腰腹绞痛仍时有发作，改方为：乌药 80g，金钱草 60g，并嘱其多饮水，适当做些跑跳活动。1剂痛止，3 剂后突觉小便涩痛，随即自觉有物坠落尿中。后 B 超及小便常规复查均未见异常，腹部 X 线平片复查示原结石影消失。

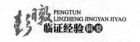

按：总结上述两例患者的临床效果，均在采用中药常规排石方法不效之后，改服以乌药为主的方药而收效。《本草从新》认为乌药能"上入脾、肺，下通膀胱与肾"，药理研究证实其有促进肠蠕动的作用。彭师认为，乌药能消除滞留的结石，可能是其增加了输尿管平滑肌的扩张和蠕动，最终收到结石排出的良好效果。

重用骨碎补治疗美尼尔病

（《中医杂志》2004年第45卷第4期，249页，有删节）

德阳市人民医院　彭暾

　　近年来，笔者在治疗美尼尔病（梅尼埃病）时，发现在配伍中重用骨碎补能收到较好的消除本病眩晕、耳鸣的效果。

　　张某，女，31岁，2000年6月24日初诊。因突然眩晕、恶心呕吐半天就诊。患者5年来似此突发眩晕先后发作过8次，每次均需住院治疗。症见眩晕如坐舟车，耳鸣伴听力减退，睁眼、翻身即欲呕吐，吐出大量清水夹痰涎，只有闭目卧床，苔薄白，脉弦滑。血压正常，甘油试验阳性，诊断为美尼尔氏病，系水停心下，清阳不升，浊阴上冒之支饮眩冒证。处方：泽泻60g，白术60g，丹参30g，茯苓30g。次日复诊，述服药后耳鸣及口吐清水减轻，但眩晕依旧。前方加骨碎补100g，嘱多次少量频服，药后4小时眩晕大减，已能起坐，连服3剂后恢复上班。继用骨碎补60g、泽泻30g、白术30g，服7剂以调理善后。1年后随访，未见复发。

　　按：美尼尔病系内淋巴积水所致，以发作性眩晕、感音性听力减退及耳鸣为其典型性的三联症状。骨碎补苦、温，入肝肾经，早在《雷公炮炙论》及《本草汇言》就有其治疗"耳鸣""肾虚耳鸣耳聋"的记载。因此笔者受前人经验及后世用骨碎补治疗药物中毒性眩晕的启发，近年来在诊治疾病中每遇美尼尔病患者，均以骨碎补为主药组方治疗，收到了良好的效果，显示出骨碎补治疗美尼尔病的独特疗效。

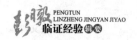

重用玄参治疗咳嗽变异性哮喘

（《中医杂志》2010 年第 51 卷第 3 期，248 页）

德阳市人民医院 彭暾 刘向明 邓开智

　　咳嗽变异性哮喘的临床症状主要表现为干咳、无痰或少痰、咽痒，甚者可见胸闷、气喘等症，并具有病情迁延难愈、反复发作等特点。彭师以重剂玄参治疗该病患者均取得了较好疗效。

　　吴某，女，55 岁，干部。2003 年 12 月 3 日初诊。自述近 2 月来一直咳嗽，以阵发性干咳、呛咳为主，无痰或咯少量白色黏痰，投医多家，曾持续使用抗生素及止咳药均未见显效。刻诊：患者干咳无痰，常在夜半睡眠或晨起时咽痒即引发阵发性剧烈咳嗽，持续约半个小时。咳甚时自觉胸闷气紧，鼻燥咽干，不欲饮，舌边尖红，苔薄黄、少津，脉细数。胸部 X 片及血常规检查均未见异常，支气管激发试验阳性。患者此前曾有 4 次类似咳嗽发作史。诊断为咳嗽变异性哮喘。证属燥伤肺津，肺气失宣。处以桑杏汤加减：桑叶、苦杏仁、连翘、黄芩、僵蚕各 12g，沙参、天花粉、麦冬各 25g，川贝母 6g（冲服），甘草 6g。水煎，温服。患者服上方 3 剂后，未见明显效果，咳嗽仍时轻时重。反复考虑，抓住患者咽痒这一特点，仍遵前方，重加玄参 60g，继服 3 剂后，咳嗽顿止，除稍觉胸闷咽干外，余无不适。遂以沙参麦冬汤加玄参 3 剂以资巩固，随访年余未复发。

　　按：咳嗽变异性哮喘又称隐匿型哮喘，是哮喘的一种特殊类型，西医以肾上腺皮质激素、茶碱类药物等治疗虽有效，但停药易复发。笔者抓住本病患者咽痒、干咳之临床特点，投以利咽要药玄参 50～60 克，大多数患者自述在服重剂玄参后咽痒好转，咳嗽即停。考玄参，性凉，味苦、咸，具有滋阴降火之功，善治阴虚肺火咽痛之症。《医学衷中参西录》谓玄参："清肺家燥热，解毒消火，最宜于肺病结核，肺热咳嗽。"虽《本草经疏》有"血虚腹痛，脾虚泄泻，并不宜服"之说，但临床运用重剂玄参除个别患者偶有胃肠不适或微泄外，一般并无明显副作用。

重用僵蚕治疗咳嗽变异性哮喘

（《中医杂志》2009 年 50 卷 11 期，1011 页）

德阳市人民医院　彭暾　周荣

　　僵蚕味辛、咸，性平，入肝、肺、胃经，有祛风解痉、化痰散结的功效。彭师在临床实践中针对咳嗽变异性哮喘之病机特点，在辨证组方中重用有解痉化痰功效的僵蚕，意在解痉化痰，既可宣肺止咳，又能降气平喘。疗效满意，现举例如下。

　　陈某，男，52 岁。2006 年 1 月 20 日初诊。自述反复干咳 3 个月，以夜间或清晨咳嗽为甚，呈阵发性呛咳，每次持续近 1 个小时，无痰或咯极少量白色黏痰，反复多次应用抗生素及止咳化痰药物均疗效不佳。刻诊：患者仍干咳胸闷，咽痒不适，口干不欲饮，手足心热，舌边尖红，少苔，脉细数。胸部 X 线及血常规检查未见异常，支气管激发试验（＋），24h 呼气峰流速度变异率＞20％。患者近几年曾有数次类似咳嗽发作史，诊断为咳嗽变异性哮喘。辨证属燥伤肺津，肺失宣降。处方：北沙参 25g，麦冬 20g，天花粉 20g，玄参 25g，苦杏仁 20g，桔梗 12g，连翘 15g，射干 25g，黄芩 20g，五味子 12g，僵蚕 12g，甘草 6g。每日 1 剂，嘱其忌食油腻辛辣之品。服药 4 剂后咳嗽稍有缓解。仍时有咽痒胸闷，原方僵蚕增至 30g，守方服 7 天后痊愈。追访 1 年未复发。